中医非物质文化遗产临床经典读本

第二辑

云林神彀

明·龚廷贤◎著

张维西◎校注

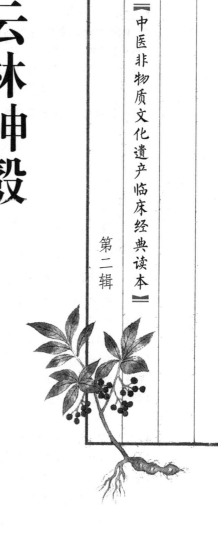

U0207062

中国健康传媒集团

中国医药科技出版社

图书在版编目（CIP）数据

云林神彀 /（明）龚廷贤著；张维西校注 . — 北京：中国医药科技出版社，2020.7

（中医非物质文化遗产临床经典读本 . 第二辑）

ISBN 978-7-5214-1739-5

Ⅰ . ①云… Ⅱ . ①龚… ②张… Ⅲ . ①中医临床—经验—中国—明代 Ⅳ . ① R249.1

中国版本图书馆 CIP 数据核字（2020）第 060672 号

美术编辑 陈君杞
版式设计 也 在

出版 **中国健康传媒集团** | 中国医药科技出版社
地址 北京市海淀区文慧园北路甲 22 号
邮编 100082
电话 发行：010-62227427 邮购：010-62236938
网址 www.cmstp.com
规格 880×1230mm $\frac{1}{32}$
印张 4 $\frac{3}{4}$
字数 101 千字
版次 2020 年 7 月第 1 版
印次 2020 年 7 月第 1 次印刷
印刷 三河市万龙印装有限公司
经销 全国各地新华书店
书号 ISBN 978-7-5214-1739-5
定价 25.00 元

获取新书信息、投稿、为图书纠错，请扫码联系我们。

　　龚廷贤（1522～1619年），字子才，号云林山人，又号悟真子，江西金溪人。早年随父习医，苦心钻研，上祖岐黄，宗仓、越，下及金元四大家，且遍访民间秘方、验方，医治内、妇、儿、外、五官诸疾，世人称其为医之国手。著述甚富，著有《济世全书》《寿世保元》《万病回春》等。

　　《云林神彀》共四卷，刊于1591年。儒医特色明显，灵活运用四言、五言、七言歌诀体裁，叙述了涉及临床各科150余种病症的治疗，书末附有经验杂用方及眼药、膏药的配制应用等。书中论述涉及脏腑、经络、诊法、治则、药性、病证、方剂、民间单验方、急救、气功、食疗、养生、杂治、灸法，许多验方至今依然具有极大的实用价值，对于各级各类中医工作者的临床以及中医院校师生及中医爱好者阅读参考都会有很大的帮助。

内
容
提
要

出版者的话

　　中国从有文献可考的夏、商、周三代，就进入了文明的时代。中国人认为自己是炎黄的子孙，若以此推算，中国的文明史可以追溯到五千年前。中华民族崇尚自然，形成了"天人合一"的信仰，中医学就是在这种信仰的基础上产生的一种传统医学。

　　中医的起源可以追溯到炎帝、黄帝时期，根据考古、文献记载和传说，炎帝神农氏发明了用药物治病，黄帝轩辕氏创造脏腑经脉知识，炎帝和黄帝不仅是中华民族的始祖，也是中医的缔造者。

　　大约在公元前 1600 年，商代的伊尹发明了用"汤液"治病，即根据不同的证候把药物组合在一起治疗疾病，后世称这种"汤液"为"方剂"，这种治病方法一直延续到现在。由此可见，中华民族早在 3700 多年前就发明了把各种药物组合为"方剂"治疗疾病，实在令人惊叹！商代的彭祖用养生的方法防治疾病，中国人重视养生的传统至今深入民心。根据西汉司马迁《史记》的记载，春秋战国时期的扁鹊秦越人善于诊脉和针灸，西汉仓公淳于意善于辨证施治。这些世代传承积累的医药知识，到了西汉时期已蔚为大观。汉文帝下诏命刘向等一批学者整理全国的图书，整理后的图书分为六大类，即六艺、诸子、诗赋、兵书、术数、方技，方技即医学。刘向等校书，前后历时 27 年，是对中国历史文献最为壮观的结集、整理、研究，真正起到了上对古人、下对子孙后代的承前启后的作用。后之学者，欲考中国学术的源流，可以此为纲鉴。

这些记载各种医学知识的医籍，传之后世，被尊为经典。医经中的《黄帝内经》，记述了生命、疾病、诊疗、药物、针灸、养生的原理，是中医学理论体系形成的标志。这部著作流传了2000多年，到现在，仍被视为学习中医的必读之书，且早在公元7世纪，就传播到了周边一些国家和地区，近代以来，更是被翻译成多种语言，在世界许多国家广泛传播。

经方医籍中记载了大量以方治病和药物的知识，其中有《汤液经法》一书，相传是伊尹所作。东汉时期，人们把用药的知识编纂为一部著作，称《神农本草经》，其中记载了365种药物的药性、产地、采收、加工和主治等，是现代中药学的起源。中国历代政府重视对药物进行整理规范，著名的如唐代的《新修本草》、宋代的《证类本草》。到了明代，著名医学家李时珍历经30余年研究，编撰了《本草纲目》一书，在世界各国产生了广泛影响。

东汉时期的张仲景，对医经、经方进行总结，创造了"六经辨证"的理论方法，编撰了《伤寒杂病论》，成为中医临床学的奠基人，至今仍是指导中医临床的重要文献。这部著作早在公元700年左右就传到日本等国家和地区，一直受到重视。

西晋时期，皇甫谧将《素问》《针经》和《黄帝明堂经》进行整理，编纂了《针灸甲乙经》，系统地记录了针灸的理论与实践，成为学习针灸的经典必读之书，一直传承到现在。这部著作也被翻译成多种语言，在世界各地广泛传播。

中医学在数千年的发展历程中，创造积累了丰富的医学理论与实践经验，仅就文献而言，保存下来的中医古籍就有1万余种。中医学独特的思想与实践，在人类社会关注健康、重视保护文化多样性和非物质文化遗产的背景下，显现出更加旺盛的生命力。

中医药学与中华民族所有的知识一样，是"究天人之际"的学问，所以，中国的学者们信守着"究天人之际，通古今之变，成一家之言"的至理。《素问·著至教论》记载黄帝与雷公讨论医道说："而道，上知天文，下知地理，中知人事，可以长久。以教众庶，亦不疑殆。医道论篇，可传后世，可以为宝。"这段话道出了中医学的本质。中医是医道，医道是文化、是智慧，《黄帝内经》中记载的都是医道。医道是究天人之际的学问，天不变，道亦不变，故可以长久，可以传之后世，可以为万世之宝。

医道可以长久，在医道指导下的医疗实践，也可以长久。故《黄帝内经》中的诊法、刺法至今可以用，《伤寒论》《金匮要略》《备急千金要方》《外台秘要》的医方今天亦可以用，《神农本草经》《证类本草》《本草纲目》的药今天仍可以用。

或许要问，时间太久了，没有发展吗？不需要创新吗？其实，求新是中华民族一贯的追求。如《礼记·大学》说："苟日新，日日新，又日新。"清人钱大昕有一部书叫《十驾斋养新录》，他以咏芭蕉的诗句解释"养新"之义说："芭蕉心尽展新枝，新卷新心暗已随，愿学新心养新德，长随新叶起新知。"原来新知是"养"出来的。

中华民族"和实生物，同则不继"的思想智慧，与当今国际社会提出的保护和促进文化多样性、保护人类的非物质文化遗产的需求相呼应。世界卫生组织2000年发布的《传统医学研究和评价方法指导总则》中，将"传统医学"定义为"在维护健康以及预防、诊断、改善或治疗身心疾病方面使用的各种以不同文化所特有的理论、信仰和经验为基础的知识、技能和实践的总和"，点明了文化是传统医学的根基。习近平总书记深刻指出："中医药学是中国古代科学的瑰宝，也是打开中华文明宝库的钥匙。"这套丛书的整理出版，也是为了打磨好中医药学这把钥匙，以期打开中华文明这个宝库。

希望这套书的再版，能够带您回归经典，重温中医智慧，获得启示，增添助力！

中国医药科技出版社

2019 年 6 月

校注说明

《云林神彀》为明代龚廷贤所著，共四卷，刊于1591年。内容包括临床各科病证证治，多编成歌诀，论述较简略，但选方颇多，包括一部分内府秘方。

一、底本、校本的选择

现存版本有十余种。其最早的刻本为明万历十九年辛卯（1591年）刻本，藏于天津市医药技术情报站、美国国会图书馆。此外还有明万历间刻本、明末刊本及清宏道堂、经济堂、文惠堂、辅政堂、蕴经堂、同文堂刻本，中国中医科学院馆藏明末刊本、明古林本立堂刻本，清经济堂、宏道堂刻本。根据查阅条件，不断选取比较，确定了本次校对以明刊本为底本，以明末古林本立堂刻本为主校本，以清经济堂、宏道堂刻本为参校本。

二、点校方法

1.校勘以对校、他校为主，以本校为辅，慎用理校。

2.凡底本无误，校本讹误的，均以底本为准，不改动底本文字，亦不出校记。

3.凡底本明显校勘错误的，据校本径改，但出校说明。如自：原作"白"，据《古林本立堂刻本》改，疑形近之误。

4.对于校本、底本不一的，以底本为准，不作改动，但出校

1

说明，如陈：《古林本立堂刻本》作"神"。校本虽有异文，但无碍文义者，不出校记。

5.原文中的异体字、通假字、古今字、俗写字，凡常见者一律径改为通行的简化字，不出校记。如"已"作"以"、"於"作"于"。

6.凡底本明显的误字或不规范字，如"已""巳""己"不分，"胁""肋"混用，径改，不出校记。

7.凡名词术语有与今通行之名用字不同者，采用通用名，径改，不出校记。

由于时间仓促，水平有限，如有错漏之处，敬请同道指正。

校注者

2020 年 1 月

茅 序

　　夫医者意也，切脉察色，听声审形，要在推吾意与受病者两相印而无疑，而后其阴阳营卫始克就吾之调剂而各当。譬则射者必有彀率，其中非尔力也，亦如医之以意中也。上世岐、黄、仓、扁无论，其在中古所流传者，独丹溪、仲景得其解，而所著述迄今垂不朽。近代以来，质愚下士争冒医名以殚人财，而究则不殒人之命不止，其于彀之藩篱且大有径庭矣。太医云林龚君少则精其业，居大梁之都，名烨烨在诸荐绅间，所撰有《古今医鉴》《万病回春》二书，已脍炙海内。而最后有《神彀》若干卷，远近竞慕而缮写之，至涌洛阳之价，其姻对峰周君图付剞劂，而丐叙于不佞，不佞家苕霅，去龚君踔远，即未亲沾药石，而往岁得二书，便取方之资，真昔人所称千里神交也者。兹览是书，方脉幼科以至内府秘方，种种收录，而尤系之歌诀，能令诵习者愉心快目，尤远出前二书上，允矣。龚君讵非神于医彀而不为大言无当哉？异时计君用是书取效当世，必且如由基之矫矢而猿号，蒲且之萦缴而凫下，寰宇贤愚咸受不报之赐，而其书世世不朽，又宁在丹溪、仲景下也！对峰君曰：然。请书之用为左券。

　　　　时万历辛卯春月吉，归安鹿门山人茅坤撰

目 录

卷之二

卷之四

附方

卷之一

歌曰：

云林清隐著岐黄，纂括歌中要审详，
某脉某证分虚实，何方何药辨温凉。
勘破玄机如中鹄，勿劳歧路问亡羊，
医家有此真神毂，万世苍生庆泽长。

真中风

〇属厥阴风木。脉浮滑弦数顺，沉细短涩逆。

〇中风口噤迟浮吉，急实大数三魂孤。

〇中风不治症：中风鼻鼾，口张气直，面赤如妆，汗缀如珠，头面青黑，痰声拽锯，吐沫上撺，摇头发直，眼开手撒，遗尿不知。以上诸证，不治无疑。

〇真中风因体气虚，风邪外感卒昏迷，中腑中脏中血脉，气虚血虚分治之。

〇中风忽①口噤，卒倒昏不省，先要通关窍，后治风痰证。嗜②鼻通关散，皂角细辛末，少许吹鼻中，有嚏即可活。

---

① 忽：《古林本立堂刻本》作"急"。

② 嗜：《古林本立堂刻本》作"搐"。

一方用生半夏末吹之，治中风痰厥，不省人事，并压死、缢死、溺死、魇死及产后晕死。

中风牙关紧，南星末半钱，龙脑入少许，擦牙即能言。

一方用乌梅肉，揉南星、细辛末，擦牙即开，亦可。

中风痰气厥，巴豆纸捶油，油纸捻入鼻，凉气通顶头。

一方用巴豆纸捶油，烧烟，熏入鼻中即省。

〇痰在上者，当吐之。宜后方。

中风忽口噤，痰厥不省事，桐油扫喉中，吐出痰为愈。

一方用香油，加麝香一二分灌之，或姜汁亦可。

中风痰涎盛，瓜蒂一钱净，为末熟水吞，吐痰如神应。

一方加轻粉五分，水调匀灌服，良久涎自出。如未出，含砂糖一块，下咽即吐，不损人。

中风痰气闭，矾皂均研细，二钱姜汤调，稀出涎为贵。

中风卒痰厥，辰砂白矾末，三伏入猪胆，阴干用一捻，凉水研化灌，顷刻话能说。

中风卒不语，牙皂蜜煎水，吹些入口中，能起昏沉睡。

〇痰在中者，当降之。宜后方。

中风卒不省，痰与火太盛，靛缸水一盅，温服可救命。

中风痰气响，古石灰半两，研末入水煎，服之痰下降。

〇中风中寒，中暑中湿，卒中卒倒，痰厥气厥。

摄生饮内细辛苍，半夏南星与木香，甘草菖蒲姜七片，风痰气厥总安康。（七味）

〇中风不语，痰迷心窍，痰火气郁，豁开为妙。

加味导痰二陈汤，参术芩连归木香，枳梗南星瓜蒌子，中风痰火最为良。（十四味）

〇中风气虚，痰气厥绝，口噤不省，温药急啜。

三生饮内用南星，川乌附子木香并，姜十片煎通口服，中风痰厥最为灵。（四味）

〇中风顽麻，骨节疼痛，风湿气郁，用药疏通。

乌药顺气陈皮姜，枳壳僵蚕芎芷详，甘草麻黄桔梗入，中风先服最为良。（十味）

〇风邪中腑者，手足拘挛急，脉浮恶风寒，解表病当失。

疏风汤内二陈宜，芎芷羌防辛桂枝，香附当归土乌药，表后还当调理之。（十三味）

〇风邪中脏者，多滞于九窍，脉沉二便闭，通里治之妙。

滋润汤归生地黄，枳壳厚朴及槟榔，羌活杏仁大麻子，再入红花与大黄。（十味）

〇风中血脉者，肢废不能言，外无六经证，内无便溺愆。

养荣汤内羌防风，二陈四物麦门冬，远志菖蒲连枳者[①]，南星秦艽乌药同。（十八味）

〇风中经络者，口与眼㖞斜，治当清痰火，鳝血涂之佳。

清痰顺气星半陈，荆防芩连瓜蒌仁，苍术贝母草官桂，沉木香末服之神。（十二味）

白龙膏（方见后，余方治口眼㖞斜殊效）

〇风中左瘫者，血虚与死血，养血活血治，祛风痰火彻。

加减润燥桂天麻，二陈四物酒红花，省风白术牛酸枣，生地羌活柏皮佳。（二十味。省风汤，即南星、半夏、防风、黄芩、甘草是也）

健步虎潜丸（方见后，余方治瘫痪殊效）

〇风中右痪者，气虚与湿痰，筋骨酸疼痛，除湿祛风寒。

---

① 者：《古林本立堂刻本》作"实"。

祛风除湿四君先，二陈芎归芍芩连，枳桔羌防土乌药，苍术白芷水姜煎。(十八味)

○风邪中左右，手足皆瘫痪，血气两空虚，补养功不缓。

加减大补十全汤，附子羌活沉木香，牛膝杜仲并薏苡，乌药独活木瓜良。(二十一味。十全大补汤，方见诸虚。依本方，加上十一味)

邵真人追风换骨丹(方见后杂方，治真中风邪、一切百病)

○中风实热证，舌强惊谵语，发狂二便难，解表又通里。

防风通圣将军芍，薄荷芎归草芒硝，栀翘芩梗并白术，麻黄荆芥滑石膏。(十七味)

类中风 (中寒、中暑、中湿、中火、中气、食厥、劳伤、房劳、痰厥、血晕、卒中)

○类中风者常有之，寒暑湿火气食随，劳房痰血卒中恶，十一般类要君知。

○中寒脉浮紧，冬月中寒气，昏冒口牙噤，肢挛恶寒是。

附子理中姜桂枝，参归术草朴陈皮，枣子生姜煎热服，回阳返本建功奇。(十味)

○中暑则脉虚，夏月卒中之，昏冒痿厥极，吐泻喘满随。

十味香茹参术芪，木瓜扁豆茯陈皮，姜炒厚朴并甘草，再加羌活暑风宜。

○中湿脉微细，东南多有之，多由湿生痰，痰热生风气。

清燥汤(方见痿躄)

○中火火必盛，水衰热气并，昏冒卒多仆，六味四君应。

六味地黄丸、四君子汤(二方俱见诸虚)

○中气脉必沉，七情之过极，气厥多昏冒，牙关必紧急。

藿香正气散（方见霍乱，治中气、中恶有殊功）

木香顺气散乌药，香附砂仁川厚朴，枳半姜桂青腹皮，甘草木香末调药。（十二味）

○食厥因伤食，过多损胃气，不能运化时，昏冒致如是。

六君子汤参术苓，陈皮半夏缩砂仁，木香香附并甘草，姜枣煎服效如神。（九味）

○劳伤过于劳，耗损真元气，脾胃两虚衰，昏冒不知事。

补中益气汤（方见内伤）

○房劳因过度，肾虚精耗去，真气不归元，昏冒作虚视。

六味地黄丸（方见诸虚）

○痰厥因内虚，痰气忽阻滞，手足厥冷麻，晕倒脉沉细。

加味二陈加当归，枳实桔梗杏仁随，良姜砂仁木香桂，痰厥晕倒可扶持。（十二味）

○血晕去血多，血虚成血晕，脉来微且涩，气血虚之甚。

加味四物加生黄，参术黄芪蜜炒香，茯苓陈皮荆芥穗，甘草乌梅一个良。（十三味）

○卒中暴卒者，不省人事也，因犯不正气，厥冷面如洒。

藿香正气散（方见霍乱）

调气散中白豆蔻，丁香木香檀香料，砂仁甘草与藿香，为末二钱盐点妙。（七味）

余方附后

健步虎潜生熟地，牛膝杜仲破故纸，白术芍药虎胫骨，麦志知柏二两是，枸杞黄芪败龟板，当归一两半去尾，茯神人参酸枣仁，木瓜石菖蒲薏苡，羌活独活与防风，各秤一两要心记，沉附五味各五钱，猪髓蜜丸酒下咽，不问瘫痪半身枯，语言謇

涩皆能治。（二十八味）

白龙膏治口喎[①]斜，苍术川芎二两加，血竭乳香并没药，参归芎芷白花蛇，荆防薄细麻甘桔，草乌何首及天麻，两尖石斛五钱等，蜜丸弹大嚼君茶。（二十二味）

消风败毒散诸风，参茯荆防藿朴芎，蝉蚕陈草并羌活，二钱末药酒调中。（十二味）

胡麻散治诸风毒，皮肤瘙痒顽麻木，苦荆威灵何首甘，研末二钱薄汤服。（六味）

冷风疙瘩发瘙痒，荆防芎芷茯陈归，何首乌药蚕蝉草，羌活苍术等份宜。（十四味）

两手摇动鸡爪风，羌独威灵首乌同，防己苍术白附子，钩藤甘草汗收功。（九味）

搜风顺气丸大黄，酒蒸九次五两强，火麻郁李菟山药，牛膝石枣与槟榔，各秤二两宜精制，独活枳壳一两良，二两半炒车前子，蜜丸茶酒任君尝，能医七十二般气，三十六种风妙方。（十一味）

伤寒（附伤风）

〇伤寒热病，宜洪大，忌沉细，主有变。

凡伤寒脉，脉浮滑洪数，阳脉为顺；沉细微弱，阴脉为逆。

〇伤寒恶寒却无汗，寒脉紧涩真可断，伤风恶风有汗出，风脉来兮多微缓。

---

① 喎：原脱，据《古林本立堂刻本》卷一补。

十神汤内紫苏多，甘草陈皮香附颗，干葛升麻并芍药，川芎白芷麻黄和。（十味）

升麻葛根甘白芍，四味均匀水煎却，头疼发热及恶寒，时行瘟疫香苏佐。（四味）

人参败毒散桔梗，甘草川芎茯苓等，枳壳前胡羌独活，柴胡十味性凉冷。（十味）

〇伤寒脉浮者，无汗腰脊强，发热头项痛，此病在太阳。

〇无汗恶寒，此伤寒在表。（春夏秋月，宜羌活汤）

羌活汤中苍术辛，川芎白芷地黄芩，更有防风甘草等，姜葱煎服有神灵。（九味）

〇无汗恶寒，此伤寒在表。（冬月宜麻黄汤）

麻黄汤中用桂枝，杏仁甘草四般宜，再加芎芷并羌活，升麻防风发汗奇。（九味）

〇有汗恶风，此伤风在表。（春夏秋月，宜羌活冲和汤）

羌活冲和汤（即羌活汤去苍术，加白术、黄芪，十味）

〇有汗恶风，此伤风在表。（冬月宜桂枝汤）

桂枝汤内药三般，芍药甘草一处攒，羌活①川芎与白术，四味加入病当安。（七味）

〇伤寒脉长者，鼻干眼眶疼，身热不得卧，此病在阳明。

〇若发热无汗者，宜柴葛解肌汤。

柴葛解肌用黄芩，芍药羌活白芷真，桔梗石膏甘草入，生姜枣子要相寻。（九味）

〇若渴而有汗不解，或经汗过不解，宜白虎汤。

---

① 活：据文义，疑为"独"字之误。

白虎汤中用石膏，甘草知母本方抄①，人参亦有加之用，热渴虚烦用米熬。（四味）

〇伤寒脉弦者，耳聋胸胁痛，寒热呕口苦，此是少阳证。

小柴胡汤只五般，半夏人参一处攒，更有黄芩与甘草，生姜枣子水煎汤。（五味）

〇伤寒脉沉细，腹满而作痛，咽干手足温，此是太阴证。

桂枝大黄汤，柴胡芍药藏，枳实并甘草，枣子共生姜。

〇伤寒不恶寒，而反恶热者，表证尚未除，里证又急也。

大柴胡汤用大黄，半夏枳实最为良，更有黄芩赤芍药，姜枣煎来利大肠。（六味）

〇伤寒燥渴极，狂妄作谵语，便实阳厥深②，热邪传入里。

六一顺气柴芩芍，大黄芒硝并厚朴，枳实甘草水煎汤，清热利便通神药。（八味）

〇伤寒汗吐下，烦躁口渴者，表里大热证，解毒效奔马。

黄连解毒汤四味，黄柏黄芩栀子是，退黄解热又除烦，吐血便红诸热治。（四味）

〇伤寒阳毒深，发黄身似金，狂叫欲乱走，清凉可起沉。

三黄石膏汤，栀子与麻黄，细茶姜豆豉，九味共煎尝。

〇伤寒血分热，里实而表虚，皮肤发斑疹，黑斑不可医。

消癍青黛饮玄参，知母石膏生黄连，柴胡栀子乌犀角，甘草人参姜枣煎。（十一味）

〇伤寒小便利，口燥大便黑，漱水不肯咽，下焦瘀血隔。

桃仁承气五般奇，甘草硝黄并桂枝，加入青皮白芍药，柴

---

① 白虎汤中用石膏，甘草知母本方抄：《古林本立堂刻本》作"黄帝素问白虎汤，甘草知母与石膏"。

② 厥深：《古林本立堂刻本》作"作阴"。

胡枳实并当归。（十味）

　　○伤寒结胸膈，痞闷不通泰，多是热与痰，清除即通快。

　　清火化痰芩连栀，二陈蒌贝杏桑皮，枳桔朴硝并苏子，木香研入最为奇。（十六味）

　　○伤寒汗下后，烦热津液枯，发热气逆吐，表与里俱虚。

　　竹叶石膏汤用参，麦门半夏更加临，甘草生姜兼用米，虚寒自利热家寻。（六味①）

　　○伤寒大病后，昼夜不得眠，心胆皆虚怯，温胆即安然。

　　温胆汤半陈苓草，竹茹枳实加酸枣，人参远志熟地黄，五味同煎虚烦好。（十味）

　　○伤寒懊侬者，闷郁不舒畅，反覆多颠倒，栀豉可瘥恙。

　　栀子治肺烦，豆豉医肾燥，栀豉共煎尝，懊侬一齐好。

　　○伤寒百合病，百没是处者，非热又非寒，形容不尽也。

　　加味柴胡加知母，百合竹茹一处煮，炒米食盐姜与些，一服教君不受苦。（八味）

　　○伤寒痰与气，紧满在胸膈，上不得喘息，吐之立可去。

　　瓜蒂赤小豆，等份为末候，豉汤调一钱，以吐痰为妙。

　　○伤寒昏不语，热邪传心肺，名为越经证，莫将针灸治。

　　泻心导赤乌犀角，人参茯苓知母剉，芩连栀子麦门冬，滑石甘草为使佐。（十味）

　　○伤寒阳似阴，火极似水列，自热以至温，由温乃至厥。此是传经邪，不可用温热。（宜四逆散合小柴胡汤。如渴，用白虎汤，重则六一顺气汤）

　　四逆散内用柴胡，芍药枳实甘草扶，生姜一片水煎服，手足厥冷立时苏。（四味）

----

① 六味：原脱，据《古林本立堂刻本》卷一补。

○伤寒阴似阳，水极似火象，自病手足冷，莫把寒凉丧。

四逆汤（方见中寒，加人参、大附子）

○伤寒狐与惑，唇疮声哑得，食下部曰狐，食其脏为惑。

黄连犀角共煎汤，乌梅桃仁与木香，不问伤寒狐惑病，须知一药即安康。（五味）

○伤寒吐蛔虫，手足多厥冷，胃气一虚寒，蛔虫因作梗。

理中安蛔用花椒，参术干姜要炒焦，茯苓乌梅只二个，服后柴胡汤退潮。（六味）

○伤寒汗下后，人事昏不省，热渴发狂言，元气大虚证。

夺命独参汤，一两水煎尝，诸虚危急症，服下立安康。

○病后一劳复，多因气血虚，微微复发热，清补是良医。

益气养神参茯神，麦门归芍炒栀仁，前胡知母陈升草，十一味药效通灵。

○伤寒新瘥后，交接因复发，欲死眼不开，一话不能说。

清郁山栀子，算来三十枚，剉碎水煎服，能令性命回。

○劳力复感冒，内伤外感病，热汗身头疼，沉困无力应。

加味益气汤参芪，陈皮白术草当归，柴胡升麻炒黄柏，羌活防风不用疑。（十一味）

余方附后

小灵丹丸治伤寒，不论表里、阴阳虚实、传变经络，服之鼻准微汗，其疾自愈。余昔在京师，世宗时，兴大工，百工感其疾，死者莫计其数。后以此药救之，蒙活者甚众，人咸以神称之，故名曰小灵丹也。

甘草麻黄四两分，朱砂雄黄一五[1]均，芍药用赤独二两，升麻柴胡各一参。春夏滑石及枳实，秋冬桂枝与细辛，四味各

_____

[1]　五：《古林本立堂刻本》作"两"。

来五钱准，须择甲子与庚申。

上各为极细末，各味用杏仁少许，擂罗澄粉，阴干，各秤分两，醋糊为丸，如绿豆大，每服三丸，以雄黄末三分和井水吞下。

中寒

○属太阳寒水，脉滑实、手足温者顺，虚结、手足寒者逆。

○中寒无头痛，怕寒手足冷，寒中三阴经，回阳药要猛。

凡中寒卒倒，昏迷不省者，先用热酒、姜汁各半盏灌服。稍醒后，进汤药救之。

回阳救急干姜桂，参术茯苓辽五味，陈皮半夏大附子，甘草生姜同一类。（十味）

○寒中太阴经，中脘作疼痛，呕泻不作渴，理中汤可送。

理中甘草及干姜，白术人参是本乡，若是内中加附子，更名附子理中汤。（四味）

○寒中少阴经，脐腹作疼痛，恶寒头又疼，五积立可中。

五积白芷陈皮朴，桔梗枳壳川芎芍，甘草茯苓苍术归，半夏姜桂麻黄着。（十五味）

○寒中厥阴经，小腹至阴痛，四肢厥冷极，热药急须用。

四逆汤中大附子，一枚生用去皮研，更有甘草六钱炙，干姜五钱生用之。（三味）

灸中寒阴证法

气海穴在脐下一寸五分，丹田在脐下二寸，关元在脐下三寸。用艾火灸二七壮，但手足温暖，脐脉至，知人事，无汗要有汗，即生。不暖、不省者死。

瘟疫

〇众人病一般，是天行时疫，肿项大头瘟，证总属风热。

人参败毒散（治四时瘟疫通用，方见伤寒）

神效二圣救苦丸，大黄四两酒蒸研，牙皂二两糊丸子，绿豆冷汤送二钱。

人间治疫有仙方，一两僵蚕二大黄，姜汁为丸如弹子，井花和蜜即清凉。

牛蒡芩连用大黄，玄参桔梗并羌防，荆芥石膏甘草入，连翘败毒免灾殃。（十二味）

防风通圣散（方见中风，治时行瘟疫热病）

八圣散治大头瘟，连芩蒲柏五钱存，鸡内金与蛇蜕炒，白丁雄黄二钱匀，为末每服一钱重，蓝靛根汤送下吞。（八味）

〇凡入瘟疫家，雄黄涂鼻孔，多食烧酒蒜，出门打涕喷。（以纸条深入鼻，则自然有涕喷）

中暑

〇暑者，热也。属少阴君火。

〇脉虚身热，得之伤暑。

〇中暑身烦热，四肢沉困倦，此热伤元气，体虚多自汗。

清暑归芪二术参，麦门五味橘甘升，葛根神曲并黄柏，泽泻青皮亦可臻。（十五味）

〇中暑口干燥，或吐或泻时，暑风或昏冒，香薷加减医。

香薷散内药三般，厚朴相参扁豆攒，加上黄连为绝妙，和

中祛暑最能安。（暑风，因暑热客于胸膈之间，痰郁昏冒如醉，用黄连香薷散加防风、木香、南星，姜水煎，磨化抱龙丸服）

〇中暑作热渴，水①便闭涩黄，和中清下部，暑病一奇方。

清暑益元散，滑石用六钱，一钱甘草末，水调服下痊。

〇中暑烦热渴，大便泄泻溏，小便赤涩少，宜分利阴阳。

五苓散内用猪苓，白术茯苓泽泻停，肉桂用之多与少，白水煎来止渴行。（五味）

〇注夏之症者，夏初春末时，烦渴沉困倦，元气血皆虚。

参归益元芍地黄，麦门五味茯苓详，知母黄柏陈皮草，炒米乌梅枣一双。（十一味）

行人千里水葫芦，硼砂薄荷白糖殊，柿霜乌梅捣丸子，噙化一丸省用沽。（五味）

中湿

〇属太阴湿土，脉多沉细。

〇脉浮而缓，湿在表也；脉沉而缓，湿在里也。或弦而缓，或缓而浮，皆风湿相传也。

〇中湿一身痛，风湿邪在表，风药能胜湿，医者当分晓。

除湿羌活用防风，升麻柴胡藁本同，苍术米泔浸制过，水煎服后见奇功。（六味）

〇中湿腹胀满，湿邪传在里，治宜分利之，渗湿而已矣。

渗湿汤中苍白术，陈皮香附抚川芎，猪苓泽泻砂仁草，茯苓厚朴有奇功。（十一味）

---

① 水：《古林本立堂刻本》作"小"。

○中湿成偏枯，四肢作冷痹，肾气一空虚，手足难动履。

独活寄生汤桑寄，秦艽细辛杜仲参，牛膝防风苓桂草，四物汤加姜枣煎。（十五味）

湿气偏身作肿痛，茅山苍术一斤重，米泔童便各浸半，酒丸七十黄酒送。

火证

○属少阳相火，脉浮而洪数为虚火，沉而实大为实火。

○脉洪实滑为顺，细微虚弱为逆。

○三焦若火盛，脉沉而实大，内外皆积热，便赤口疮溃。

黄连解毒芩柏栀，连翘芍药紧相随，更有柴胡各等份，水煎食后服相宜。（七味）

凉膈连翘栀子仁，大黄甘草朴硝芩，竹叶薄荷加蜜煮，诸般积热效如神。（八味）

○心经若火盛，左寸脉洪数，舌上必生疮，肿硬痛干涸。

黄连汤内芍当归，麦门生地草山栀，犀角薄荷同水煮，食后须教频服之。（九味）

○肝经若火盛，左关脉洪数，胁痛木气实，目红肿痛着。

柴胡汤内芍川芎，当归青皮栀子同，甘草连翘龙胆草，水煎食后服收功。（九味）

○肺经若火盛，右寸脉洪数，嗽血鼻疮肿，喉痛如火烙。

黄芩汤内桔山栀，荆芥薄荷桑白皮，连翘麦门冬芍药，甘草同煎功效随。（十味）

○脾经若火盛，右关脉洪数，烦渴口燥干，唇上生疮恶。

芍药汤内用石膏，栀子薄荷与连翘，更有黄连甘草等，管

教服后病皆消。（七味）

内伤

○脉洪大而虚。

○内伤劳役伤元气，或兼饮食损脾胃，热渴汗喘脉虚洪，四肢沉困身无力。

补中益气黄芪参，陈皮白术当归兼，柴胡升麻甘草伴，形劳虚损喘皆瘥。（八味）

○劳役伤饮食，腹胁闷短气，遇夏热犹寒，春来口无味。

升阳顺气汤参芪，当归半夏广陈皮，神曲升麻草豆蔻，黄柏甘草也堪题。（十一味）

○肺与脾胃虚，怠堕食无味，淅淅恶于寒，惨惨不乐意。

升阳益胃参术芪，黄连半茯草陈皮，泽泻防风羌独活，柴胡白芍总相宜。（十四味）

○凡遇劳役过，辛苦用力多，急须补元气，免致内伤疴。

补气汤内蜜黄芪，人参白术与陈皮，麦门五味并甘草，姜枣同煎大补虚。（七味）

○凡遇劳心事，思虑损精神，头眩目昏暗，虚烦要补心。

补血汤中芎芍归，人参生地草山栀，麦门酸枣五味子，茯神去木①与陈皮。（十二味）

○食后多沉困，看来脾胃虚，元气亦亏损，补养是良规。

参芪汤内用当归，升麻柴胡与青②皮，苍术神曲炒黄柏，甘草煎服不须疑。（十味）

---

① 木：《古林本立堂刻本》作"术"。
② 青：《古林本立堂刻本》作"陈"。

〇补气养血，和脾理胃，清火化痰，开郁顺气，养精壮神，助力生肌，最能当劳，可以奈饥，人生日用，不可无之。

云林神妙润身丸，白术当归六两先，茯陈[①]楂曲连香附，各秤三两勿教偏，参药枳莲芍二两，五钱甘草炙同研，荷叶煮饭丸梧大，米汤百粒不拘吞。（十四味）

生脉散补真元气，大能止渴生津液，人参五味麦门冬，再加白术和脾胃。（四味）

伤食

〇气口脉多紧盛。

〇饮食过多脾胃伤，伤食夹气感寒凉，肚腹胀痛发寒热，消食发表顺气良。

行气香苏散秘传，陈皮乌药枳羌先，苍芎麻草同煎服，内伤外感服之痊。（十味）

〇饮食多停滞，痞胀痛难当，便难凝热积，消导即安康。

枳实大黄汤厚朴，槟榔甘草同煎着，腹痛甚者加木香，一剂教君即安乐。（五味）

消滞丸子黑牵牛，炒来为末二两头，香附五灵各一两，醋糊为丸病自瘳。（三味）

〇饮食冷停积，寒凉伤太阴，呕哕腹痞痛，消散病难侵。

香砂养胃苍白陈，参苓厚朴白蔻仁，更有木香甘草炙，姜枣同煎效若神。（十味）

〇人若不思食，食后返倒饱，此是脾气虚，安胃自然好。

香砂六君参术苓，半夏陈皮益智仁，甘草木香白豆蔻，厚

---

① 陈：《古林本立堂刻本》作"神"。

朴姜炒极温平。（十二味）

○饮食自①倍，脾胃乃伤，温平胃气，始得安康。

香砂平胃苍术陈，甘草枳实木香真，更有藿香姜一片，管教胃气得和平。（八味）

○酒性有热毒，气与味俱阳，太过损元气，节饮壮神光。

葛花解醒白蔻仁，参术青陈砂茯苓，泽泻猪苓神曲炒，生姜干与木香并。（十三味）

酒食被人劝饮多，胸腹胀痛怎奈何，盐花擦牙水嗽咽，如汤沃雪笑呵呵。

郁证

○脉多沉伏。

○郁者郁结名有六，气血痰湿热并食。结聚其中不发越，须要分别六郁治。

六郁汤中炒神曲，苍芎苏枳陈香附，连翘贝母炒山栀，茯苓甘草为佐助。（十二味）

○七情气郁证，腹胁胀满痛，胸臆不通和，六脉多沉重。

木香调气乌附桂，枳朴苍砂青陈皮，抚芎甘草各等份，水磨木香同服之。（十二味）

○血郁脉数涩，能食便出红，或暴吐紫血，其痛不移通。

当归活血芎桂芍，桃仁红花乌枳壳，干姜香附牡丹皮，甘草青皮等份剉。（十三味）

○食郁嗳酸气，胸腹饱闷滞，不食仍作痛，右关脉紧是。

香砂平胃加枳壳，山楂麦芽神曲剉，干姜炒黑磨木香，

---

① 自：原作"白"，据《古林本立堂刻本》改，疑形近之误。

十二味内要斟酌。

○痰郁脉沉滑，重则气喘急，或者胸胁痛，痰咳嗽不出。

瓜蒌枳实片黄芩，桔苈术附杏砂陈，贝母木香甘草入，生姜竹沥服加临。（十三味）

○热郁即火郁，小便黄赤涩，五心烦热躁，脉数舌干裂。

火郁汤内用山栀，干葛柴胡地骨皮，连翘抚苈白芍药，甘草煎来郁可舒。（八味）

○湿郁脉沉细，发时遇阴雨，周身骨节间，走注疼痛是。

渗湿汤（方见中湿）

○诸般郁结，扶脾理胃，消积散热，开郁行气。

越鞠保和丸曲栀，苍苈附半茯陈皮，枳连当归各一两，白术三两去芦枝，翘萝木香五钱入，山楂二两共研为，姜汁蒸饼丸柏子，七十姜汤任服之。（十六味）

痰饮

○脉多滑，有弦滑、沉滑、微滑。

○又云：诸病痰盛，脉难定拟。

○火痰黑色老痰胶，湿痰白色寒痰清，遍身上下无不到，变化百病卒难明。

二陈汤中半夏宜，茯苓甘草并陈皮，化痰燥湿和脾胃，百病兼痰总可医。（四味）

○痰气塞心窍，迷闷昏沉睡，此是七情伤，挟痰如鬼祟。

清热导痰汤半星，芩连枳术草参茯，陈皮桔梗瓜蒌子，痰迷心窍立时醒。（十二味）

○痰燥作烦躁，痰话错言语，痰迷悲歌叫，狂走忽惊惕。

加减温胆白茯神，参术陈半酸枣仁，枳连归草山栀子，竹茹神砂麦门寻。（十四味）

千般怪异症，多兼痰与火，果属实热痰，一服如开锁。

滚痰丸

甑里翻身甲挂金，于今头带草堂深，相逢二八求斤秤，硝煅青礞倍若沉，十七两中零半两，蜜丸梧子意常斟，千般怪症如神效，水泻双身却不任。

治病列后

○中风不语，痰涎壅塞，温水研化，灌下明白。

○遍身筋骨，走注疼痛，不能明状，此药可用。

○噎膈反胃，吞酸嗳气，呕吐痰涎，无所不治。

○心下怔忡，如畏人捕，怵惕不安，阴阳隔阻。

○失心丧志，或癫或狂，或惊或痫，或作健忘。

○痰涎咳嗽，喘急上壅，头目眩晕，气塞胸中。

○急慢喉闭，腮颔肿疡，绕项结核，咽喉痛疮。

○心气冷痛，如停冰块，上攻头面，或走四大。

○痢疾新久，不问杂色，或带血块，恶物下迫。

○一切诸疾，医所不识，加减用之，万无一失。

治痰饮方终。

咳嗽

○脉宜浮大，不宜沉小。

○又云：脉浮软为顺，沉伏为逆。若久嗽形脱，身热不除。脉细急者死。

○春是上升之气，夏是火炎最重，秋是湿热伤肺，冬是风寒外束。

○四时感风寒，发热喘嗽痰，宽中快胸膈，涕唾吐稠黏。

参苏饮内用陈皮，桔梗前胡半夏宜，干葛茯苓同甘草，木香枳壳总堪题。（十一味）

○上焦肺火盛，咳嗽吐痰涎，清金降邪火，投之病自痊。

清肺汤中用片芩，天麦五味杏桑陈，归苓甘草山栀子，桔梗贝母用之灵。（十三味）

○上焦虚火盛，咳嗽热痰喘，日轻夜稍重，一服病自减。

润肺豁痰宁嗽汤，二陈知母熟地黄，天麦当归桔贝母，黄芩紫菀款花良。（十二味）

○过伤酒食，胃火上炎，冲逼肺气，痰嗽经旬。

二母宁嗽山栀仁，黄芩石膏白茯苓，桑皮瓜蒌五味子，甘草陈皮枳实并。（十二味）

清上宁嗽噙化丸，天门海石橘红先，瓜蒌柿霜芩酒炒，各秤一两勿加添，梗翘玄黛五钱等，三钱风化朴硝研。为末蜜丸龙眼大，一丸噙化妙通玄。（十一味）

○新久咳嗽，诸治不已，用此仙方，沉疴顿起。

洞宾仙传芦吸散，嫩蕊冬花秤五钱，鹅管石用二钱半，陈皮甘草亦如然，虚加人参五分足，寒将肉桂一钱添，研末为和①分七帖，每用一帖夜临眠，药作三次入竹管，口吸温水送下咽，油腻盐须忌七日，一夜一次嗽当痊。

○多年久咳嗽，先嚼哑芙蓉，只用一分许，后即服神功。

久年咳嗽用神功，枸杞苁蓉及款冬，各秤一两分四剂，苦参减半水煎同。（四味分四剂，水煎服；后用烟筒散熏之，连熏

---

① 为和：《古林本立堂刻本》作"和丸"。

五六次，良^①愈）

烟筒一两款冬花，郁金六钱炒莫差，木香三钱雄黄一，研末纸卷作烟霞，熏入病人喉管内，人参桔梗汤送佳。

治男妇远近咳嗽方

一两香油二两蜜，三两生姜自然汁，各照等份秤记定，慢火煎熬似黑漆，五更滚水服一匙，千年咳嗽无踪迹。若人诚心肯服之，除根去苗如刀利。

喘急

○脉滑而手足温者生，脉沉涩而四肢寒者死。

火动若发喘，乍进复乍退，得食下则减，食止喘加倍。

清肺汤中白茯苓，麦门桑杏枳苏陈，片芩贝母山栀子，沉香辰砂服加临。（十二味）

○气短作喘急，呼吸气短促，又且无痰声，元气须补续。

四君汤内参术苓，陈皮厚朴与砂仁，沉木另研归苏子，桑皮甘草可相寻。（十二味）

○阴虚火动喘，心部脉必数，白日病犹轻，夜间稍重着。

滋阴降火汤（方见虚劳，依本方加苏子、沉香、杏仁、桑白皮、竹沥）

○寒喘四肢冷，六脉多沉细。治之宜理中，喘急自定矣。

理中汤内桂干姜，厚朴陈皮沉木香，砂仁苏子甘草炙，或加附子可回阳。

○伤寒发喘急，发表是良方。若还有痰气，加入二陈汤。

---

① 良：《古林本立堂刻本》作"即"。

五虎汤内用麻黄，杏仁甘草石膏藏，更入细茶同水煮，桑皮加入又为良。（五味）

〇虚阳上攻喘，气急不升降，上盛下元虚，痰嗽喘促上。

苏子降气汤半夏，甘草前胡肉桂咀，当归厚朴陈皮等，姜枣同煎痰喘舒。（八味）

哮吼

〇哮吼即齁喘，肺窍积寒痰，有至终身者，仙方可拔根。

五虎二陈用麻黄，陈半参苓膏杏藏，沉香木香细茶叶，姜葱煎服喘安康。（十味）

哮吼汤中半芩连，瓜蒌枳桔杏膏先，麻黄紫苏及甘草，生姜茶叶水同煎。（十一味）

诸病原来有药方，惟愁齁喘最难当，麻黄桑杏寻苏子，白果冬花更又良，甘草黄芩同半夏，水煎百沸不须姜。病人遇此仙丹药，服后方知定喘汤。（九味）

紫金丹治久哮吼，一钱生信三枯矾，淡豉一两蒸捣烂，入药同研如豆丸。但觉举发冷茶下，七丸妙药似神仙。

和剂须投定喘汤，阿胶半夏及麻黄，人参四两同甘草，四两桑皮五味强，罂粟二钱须蜜炙，三钱煎服用生姜。多年气喘从今愈，始信良医有妙方。（八味）

灸哮吼神法

患者耳前两边名郁中二穴；百会一穴，用艾七壮，灸之立已。

新锲云林神彀卷之一终

卷之二

疟疾

○脉弦数多热，弦迟多寒；脉弦数滑实皆顺，沉细虚微为逆。

○疟是风寒与暑湿，内伤劳倦并饮食，发寒发热作口干，无痰决不成疟疾。

○大凡疟初起，散邪正气先。无汗要有汗，散邪药可煎；有汗要无汗，正气病当痊。

○无汗要有汗，散邪为主。

散邪汤内用麻黄，川芎白芷芍苏羌，防风荆芥同甘草，疟疾初投此药良。（九味）

○有汗要无汗，正气为主。

正气汤中用桂枝，柴前芎芷牛青皮，麦门槟果苓甘草，疟疾元虚总可医。（十二味）

○疟疾发寒热，口干并发渴，半表半里证，阴阳要分别。

柴苓汤即小柴胡汤（方见伤寒）、五苓散（方见中暑）二方相合是也。

○热疟火盛，舌卷焦黑，阳毒而深，脉洪而数。

龙虎汤中用柴苓，半夏石膏山栀仁，黄连知母并黄柏，糯米生姜总可任。（九味。先以青布摺叠数重，新汲水渍之，搭于胸上三次，热势稍定，即服此药）

○寒疟冷甚，寒多热少，阴毒而深，脉虚而小。

鸡鸣酒内用常山，藿香肉桂茯苓参，甘草乌梅黄酒煮，空心热服病当痊。（七味）

○疟疾人壮盛，用药可单截，不拘新与久，一服如神捷。

不二饮内用槟榔，常山知母贝母良，等份酒煎露一宿，五更温服见神方。（四味。煎此药，勿犯妇人手，又不宜太煎过了）

○虚人患疟疾，养正邪自除，暴疟与初起，投之病可苏。

人参养胃茯陈皮，半夏厚朴藿芎归，苍术乌梅甘草果，姜枣同煎病自除。（十二味）

○疟疾治已后，血气须调养，日久成虚疾，噬脐枉追想。

参归养荣地黄芍，砂陈苓术甘山药，厚朴莲肉炙甘草，姜枣乌梅用一个。（十一味）

○腹中有一块，是名为疟母，日久恐不消，多有成胀满。

参归鳖甲术苓芪，砂仁芎朴草青皮，香附山楂并枳实，乌梅姜枣水煎之。（十四味）

补中益气汤，治内伤元气，虚弱疟疾寒热，久不愈者宜服。（方见内伤）

十全大补汤，治久疟不愈，血气虚损，属虚寒者宜服。（方见诸虚，加大附子）

痢疾

○脉宜微细，忌洪大。身宜凉，不宜热。

○痢疾不分赤与白，俱作温热治可得，初起壮盛先宜通，久痢虚弱当调塞。

○壮盛人初痢，利之去积滞，湿热一清除，痢疾斯已矣。

玄白散内用牵牛，赤芍生黄归去头，槟榔枳壳煨莪术，大黄黄连可解愁。（九味）

○虚弱人初痢，湿热伤血气，清之滞自除，不必多通利。

芍药汤中用木香，芩连枳壳与槟榔，当归甘草水煎服，一剂令君病体康。（八味）

立效四两净黄连，二两吴茱共酒眠，炒干去吴茱不用，麸炒枳壳二两全，为末三钱空肚服，泻汤^①痢酒立安痊。

○下痢稍久，调和气血，稍加升提，痢自止歇。

○红痢宜。

调和饮内芍芎归，升麻桃仁研去皮，黄连黄芩各等份，临时加减始为奇。（七味）

○白痢宜。

调中理气苍厚朴，陈皮白术木香芍，更有枳壳与槟榔，红痢再加芩连佐。（八味）

○赤白痢宜。

参归芍药白茯苓，白术山药与砂仁，甘草陈皮加减用，莲肉乌梅灯草并。（九味）

○久痢滑脱，宜兜涩之，大补气血，兼以升提。

真人养脏粟壳参，诃子当归肉蔻真，白术木香并芍药，干姜肉桂不须寻。（十味）

○疫痢赤白，憎寒壮热，腹痛后重，噤口不食。

仓禀散（即人参败毒散。方见伤寒，加黄连、陈仓米、石

---

① 汤：据文义，疑为"肠"字形近之误。

莲肉、白芍、姜、枣，煎服。如噤口，用田螺捣烂，合脐上，引热下行，即能食）

噤口痢是胃口热，黄连人参减半切，煎汤终日细呷之，加上石莲为妙绝。（三味）

痢疾噤口用石莲，研末每服二三钱，陈仓米汤调匀服，呕加姜汁立时痊。

一切噤口赤白痢，黄连生姜四两制，生姜捣烂同连炒，炒干去姜连研细，仓米饭丸每二钱，白痢陈皮汤送去，赤痢甘草可煎汤，赤白陈皮甘草是，脾泄腊茶清可吞，妙方留下君须记。

泄泻

○足太阴脾经脉，缓时微小者生，浮大数者死。（泄而腹胀，脉弦者死）

○泄泻清浊两不分，只因湿多五泻成，阴阳分利泻自止，健脾燥湿可安平。

胃苓汤内苍陈朴，猪苓泽泻茯苓芍，白术肉桂甘草煎，诸般泄泻皆可却。（十味）

止泻七钱猪茯陈，一两炒术五钱参，官桂一钱炙草二，枣丸水化服之灵。（七味，名一苓丸）

○寒泻脉沉迟，悠悠腹痛时，泻下无休止，温药理中宜。

理中汤内加官桂，藿香良姜广陈皮，茯苓乌梅用一个，姜枣灯心煎服之。（十味）

○火泻六脉数，痛阵泻一阵，后重如热汤，便赤烦渴甚。

四苓散中加山药，苍术山栀甘白芍，乌梅一个广陈皮，灯草十根水煎却。（十一味）

〇暑泻值夏月，暴泄泻如水，面垢脉来虚，自汗烦渴最。

香茹饮内加参芍，茯苓白术陈皮佐，甘草等份加乌梅，炒米一撮灯心着。（九味）

〇温[1]泻脉微细，泻水腹不痛，腹响如雷鸣，燥湿药当用。

五苓散加山药陈，诃子肉蔻炒砂仁，苍术泔制甘草炙，乌梅姜片与灯心。（十味）

〇风泄脉浮弦，泻便带清血，风冷客肠胃，水谷注下泄。

胃风汤内用人参，当归川芎白茯苓，白芍白术并肉桂，粟米同煎效若神。（七味）

〇食积作泄者，腹痛甚而泻，泻后痛即减，脉弦即是也。

香砂平胃散（依本方加白术、茯苓，去枳实）

〇痰泄多与少，或了或不了，其脉多沉滑，小便必然少。

二陈汤加苍白术，砂仁山药炒厚朴，木通甘草车前子，灯草乌梅姜煎服。（十二味）

〇虚泻脉微弱，食入即泻却，水谷不能化，气虚脾胃薄。

参苓白术散藿香，山药砂仁陈皮姜，诃子莲肉肉豆蔻，甘草煎来补胃良。（十二味）

〇脾泻脉来细，食后必到饱，泻去即便宽，扶脾养胃好。

香砂六君炒白芍，人参白术姜厚朴，甘草陈皮山药同，苍术乌梅姜煮着。（十味）

〇滑泄泻无度，肠胃虚寒故，不禁脉细沉，补气兜塞住。

八桂散中煨肉蔻，诃子粟壳蜜炒妙，参术甘草附子煨，干姜乌梅灯草要。（十味）

余方附后

---

[1] 温:《古林本立堂刻本》作"湿"。

戊己丸治脾泻痢，水谷不化腹痛剧，酒连煨芍炒吴萸，等份为末饭丸剂，空心每服五十丸，米汤送下立时止。（三味）

安脾安胃散参术，二两生姜同炒熟，参苓藿朴术砂甘，猪泽木槟五钱足，红枣廿四去核皮，研末二钱姜汤服。（十四味。止泄极效）

霍乱

○脉宜洪大，不宜迟微。

○气少不语，舌卷囊缩，皆不治也。

○霍乱内伤外感并，上吐下泻心腹痛，厥冷脉沉伏欲绝，调理脾胃药必应。

藿香正气用紫苏，大腹陈皮桔梗咀，白术茯苓并半夏，厚朴白芷草姜扶。（十一味）

○夏月暑霍乱，烦渴出自汗，上吐下泻多，脉浮真可断。

加减茹苓汤黄连，白术赤苓泽泻先，甘草甘葛天花粉，生姜煎服立安然。（九味）

○霍乱转筋，腹痛吐泻，手足厥冷，脉微惊讶。

理中丸子炮干姜，茯参炙草等份良，研末蜜丸一钱重，细嚼送下用姜汤。（四味）

○干霍乱症，不吐不泻，多灌盐汤，吐之不怕。

温中汤内平胃散，香附砂仁与藿香，枳壳木香厚肉桂，干姜加上并生姜。（十一味）

○霍乱吐泻后，发热复头疼，身痛口干渴，脉数可全生。

参胡三白术苓芍，当归陈皮麦门佐，五味乌梅山栀子，甘草灯心枣一个。（十二味）

○霍乱转筋，大蓼一握，煎汤荡洗，良久浸脚。（北人以麦糠代之）

○霍乱吐泻，转筋粗大，秫蜀叶汤，服之立瘥。

○转筋入腹，攻痛欲死，捣烂生姜，酒煎服止。

○霍乱吐泻，无法可施，沸汤冷水，合服能医。（名阴阳汤）

○霍乱已死，腹中尚暖，盐纳脐中，艾灸莫缓。（灸莫记数）

呕吐

○脉滑数为呕，代者霍乱，微滑者生，涩数凶断。

○呕吐有声亦有物，胃气损伤食即出，证有寒热虚痰泛[①]，对症投方慎毋忽。（治呕吐不止，闻药即呕，百方不效，以伏龙肝为末，水丸塞两鼻孔，却服对症药，遂不再吐）

○呕吐吐不止，饮食食不下，和胃与清热，千金也无价。

保中汤内藿香梗，陈皮半夏茯苓等，白术栀子与砂仁，甘草芩连炒不冷。（十味）

○呕吐哕清水，冷涎出不止，属寒脉沉迟，理中病自愈。

理中官桂炒干姜，白术人参丁藿香，茯苓砂仁姜半夏，陈皮乌梅一个尝。（十一味）

○呕吐作烦渴，此是胃中热，六脉来数时，清火药堪啜。

黄连竹茹用山栀，人参白术茯陈皮，甘草麦门白芍炒，乌梅炒米枣煎之。（十味）

○呕吐哕痰涎，痰与火相煎，化痰与清火，一服即安然。

二陈汤里加人参，砂仁白术竹茹煎，麦门乌梅山栀炒，姜

---

① 泛：原脱，据《古林本立堂刻本》卷二补。

枣同煎病自痊。（十一[①]味）

　　○水寒停于胃，呕吐不得止，疗之宜燥湿，脾胃加调理。

　　茯苓半夏二陈汤，苍术厚朴与干姜，砂仁乌梅藿香叶，生姜煎服见神方。（十味）

　　○呕吐因伤食，饱闷作酸气，消食更和脾，呕吐自然止。

　　香附平胃散，治伤食呕吐。（方见伤食）

　　○病久只呕吐，胃虚不纳谷，养胃更和脾，王道无欲迷。

　　六君汤里加归芍，砂仁莲肉炒山药，藿香乌梅炒米煎，生姜枣子为引佐。（十三味）

恶心

　　○恶心心中常兀兀，欲呕不呕吐不吐，此为恶心非心病，寒热痰虚停食水，治之须与呕吐同，随机应变毋胶柱。

翻胃

　　○脉浮缓者生，沉涩者死。

　　○脉涩而小血不足，脉大而弱气不足。

　　○翻胃五味七情过，五脏火动津液涸，气虚不运则生痰，血虚不润而生火，补气生血养胃脾，清火化痰把郁破，戒气断味慢调和，勿行香燥生灾祸。

　　安胃汤中参术陈，茯苓山药炒砂仁，归连夏草藿香叶，莲肉乌梅姜枣寻。（十二味）

---

① 　一：原脱，据《古林本立堂刻本》卷二补。

顺气和中二陈先，白术枳实炒黄连，香附砂仁山栀炒，神曲娇泥①河水煎。（十一味）

王道无忧散二陈，香砂四物柏栀芩，乌附猪通天麦草，赤苓赤芍藿槟寻。（二十四味）

三子散治翻胃噎，白芥萝卜胡荽列，等份为末每五分，烧酒食后调和啜。

五子散治气噎胀，苏萝芥各五钱重，山楂香附各二钱，为末合作芥末用。

〇年老阴血虚，痰火气结滞，饮食不能下，乃成膈噎气。

当归养血四物汤，枳连陈朴贝沉香，香附茯苓紫苏了，瓜蒌竹沥枣生姜。（十四味）

〇年少患膈噎，胃脘血干竭，便闭食不下，生津与补血。

生津补血汤苏子，归芍二黄茯贝母，陈枳砂仁炒黄连，沉香水磨不用煮。（十二味）

〇呕吐翻胃，愈后调理，滋补气血，保和脾胃。

养血助胃芎归芍，山药莲肉一两剉，熟黄姜汁炒八钱，扁豆茯苓六钱着。人参五钱草三钱，白术一两三钱佐，姜汁曲糊为丸子，百丸滚水空心嗑。

呃逆

〇脉宜浮缓，忌弦急结代促微。

〇发呃一名即咳逆，气逆上冲而作声，起自胃火为易治，阴火上冲最难平。

---

① 娇泥：即"胶泥"。

○发呃属寒者，多因胃口虚，手足时厥冷，脉沉细无疑。

丁香柿蒂桂良姜，木沉茴乳藿香良，厚朴陈皮甘半夏，砂仁十四味煎尝。

○发呃属热者，发热多烦渴，脉数认其真，休将热药啜。

小柴胡汤不用参，藿茴沉木与砂仁，栀子陈皮并柿蒂，竹茹乌梅效有神。（十四味）

○胃中有痰火，亦令人发呃，清火豁痰涎，服之立可得。

黄连竹茹麦门冬，山栀陈皮半夏同，沉木茴香紫苏子，砂仁甘草可收功。（十二味）

○水寒停胃口，发呃不得了，燥湿与温寒，医人须要晓。

茯苓半夏并柿蒂，丁香茴香与姜桂，厚朴陈皮草砂仁，沉木藿香十四味。

○脐下气上升，发呃属阴火，降火与滋阴，自然得安可。

滋阴降火汤（方见虚劳，治阴火上升发呃。依本方如砂仁、沉香、茴香、广①木香、山栀、柿蒂、辰砂）

○中气短不足，发呃气不续，六脉必虚微，补气是其福。

补中益气汤（方见内伤，加五味、麦门冬、黄柏，或少加附子）

○伤寒大热证，阳明经内实，医者失于下，因而致咳逆。

六一顺气汤（方见伤寒）

○伤寒热传经，医误用姜桂，热药助火邪，痰火发咳逆。

黄连解毒汤、白虎汤（及竹沥之类治之，或黄荆子皮水煎服，立止，效）

○泻痢与伤寒，结胸并发黄。若还发呃逆，难以得安康。

---

① 广：原脱，据《古林本立堂刻本》卷二补。

灸咳逆法

乳根二穴，直乳一寸六分。妇人在乳房下，起肉处陷中，灸七壮效。

嗳气

○嗳气口张气，胸膈气上升，胃中有痰火，亦有胃寒并。

○胃热嗳气，有痰有火，清火豁痰，顺气即可。

加味二陈炒山栀，砂仁白蔻木香宜，益智枳连姜厚朴，再加附子更为奇。（十二味）

○胃寒嗳气，治要理中，顺宗[①]开郁，气血疏通。

理中汤里去参苓，加入茴香益智仁，陈朴木香香附子，胃寒嗳气服之神。（八味）

吞酸

○吞酸胃口有湿热，吞酸吐酸要分别，吞酸酸水刺心头，吐酸出水多成噎。（九味）[②]

○吞咽酸水，湿热在胃，除湿清热，兼化痰治。

清郁二陈苍术芎，枳实黄连香附同，栀子白芍神曲倍，吞酸嘈杂总收功。（十二味）

○吐出酸水，皆属湿热，湿热清除，莫待成噎。

苍连汤内用砂仁，半夏陈皮并茯苓，神曲甘草吴茱炒，生

---

① 宗：《古林本立堂刻本》作"气"。

② （九味）：原脱，据《古林本立堂刻本》卷二补。

姜煎服立安宁。（九味）^①

〇吞酸吐酸，和胃平肝，清火解郁，淡薄可安。

香砂平胃散（方见伤寒，依本方加炒黄连、山栀、吴茱，去枳实、木香）

〇口吐清水，湿在胃口，利水燥湿，自然安了。

三白汤中用白术，苍术壁土炒滑石，更有陈皮白茯苓，五味将来水煎吃。

嘈杂

〇嘈杂胃中痰火动，亦有血少心惊忡，食郁作嘈宜开郁，治当分别莫雷同。

〇嘈杂胸中，痰因火动，豁痰清火，投之立中。

化痰清火半南星，石膏知母与黄芩，栀连陈皮苍白术，白芍甘草总堪任。（十二味）

〇嘈杂心中，多因血少，惊悸怔忡，养血为妙。

当归补血生熟地，参苓白芍与山栀，陈皮白术麦门草，乌梅辰砂炒米宜。（十三味）

〇食郁作嘈，饮食伤胃，养胃开郁，调理可愈。

香砂平胃散（方见伤食，依本方加炒连、炒栀、炒芍、川芎、辰砂，去枳实、藿香）

〇嘈杂闷乱，恶心发热，头痛胸痞，消食清郁。

消食清郁二陈宜，神曲山楂连术栀，香附川芎麦芽炒，藿香枳壳莫相违。（十四味）

---

① （九味）：原脱，据《古林本立堂刻本》卷二补。

诸气

〇脉宜浮紧弦急，不宜虚弱。

〇喜怒忧思悲恐惊，一有怫郁诸病生，男要全神须养气，女宜平气以调经。

〇凡气有余之疾宜。

四七汤半夏，茯苓并紫苏，厚朴生姜炒[1]，诸气尽消除。（四味）

分心气饮木通桂，赤芍茯苓半夏配，桑白大腹青陈皮，紫苏羌活甘草类。（十二味）

上下分消导气汤，芎苓枳梗朴通榔，半夏黄连蒌泽草，桑白青皮麦附良。（十六味）

〇凡气不足之疾宜。

四君子汤加砂仁，当归厚朴并红陈，气虚甚者黄芪炒，姜枣同煎大补真。（八味）

〇公私拂情，利名失志，抑郁烦恼，病满胸臆，面黄形赢，不思饮食。

交感丹用香附米，一斤河水浸炒起，茯神去木四两秤，蜜丸弹大白汤吃。（二味）

〇流湿润燥，推陈致新，散郁破结，活血通经，气分百病，此药堪平。

利气丸用牛与黄，香附各秤四两强，莪术槟榔枳壳炒，青陈黄连与木香，各用一两柏三两，水丸七十淡姜汤。（十一味）

---

[1] 炒：《古林本立堂刻本》作"枣"，据文义应为"炒"。

青筋

○青筋症起多因气，气逆不行血凝滞，恶血攻心死片时，砭针曲池出血治。（曲池在两手腕中，青筋头上，男左女右，用砭针打之出去黑瘀之血立愈，不须去血，即服白虎丹，神效）

白虎仙丹古矿灰，谷神子制救人灾，臼中为末水飞过，手上成丸日晒来，引用烧酒一二盏，每服须吞五十枚，保全男妇青筋症，广积阴功遍九垓。

○南方有痧[①]证，北地患青筋，多由七情起，或是六淫成，使气不运用，致血不通行，心慌痰喘急，噎塞气上升，胸中痞满闷，心腹痛无停，眩晕眼黑暗，头痛耳常鸣，憎寒复壮热，唇黑面颊青，四肢沉困倦，百节苦酸疼，浑身麻木痹，手足厥冷并，饮食全不纳，恶心慌不宁，莫把青筋打，瘀血自然行，专治心腹痛，又医带下崩，不拘赤白痢，打扑瘀血凝，仙方名白虎，一服效通灵。

痞满

○脉坚实者顺，虚弱者逆。（按之坚而软，无块为痞，多是痰郁结成，或饮食停滞而成也）

○痞满胸膈欠舒畅，七情六淫不升降，治宜开郁以宽中，能分虚实方停当。

痞满不食，养胃是宜，半攻半补，乃是良医。

---

① 痧：原作"砂"，据文义改作"痧"。

中医非物质文化遗产临床经典读本

养胃汤中用白术，香附砂仁并枳实，木香半夏茯陈甘，厚朴藿香姜枣一。（十二味）

○内伤元气，而作痞满，益气补中，其功稍缓。

加减补中益气汤（方见内伤）

○痞满内热，夜卧不安，卧则愈闷，和中乃宽。

解郁和中用二陈，青皮黄连山栀仁，香附前胡苏子朴，枳壳神曲总相寻。（十三味）

臌胀

○属足太阴脾土。腹胀浮大是出厄，虚小命殂须努力。

若脐凸肉硬，肚大青筋，足背手掌俱平，男从脚下肿上，女从头上肿下，并皆不治。

○脾胃不运气虚损，湿热相蒸成臌胀，中空无物似于鼓，浊气在上清下降，健脾顺水要和中，莫将峻利把命丧。

○肚腹胀甚，脾虚中满，上下分消，利湿莫缓。

分消汤内苍白术，木香香附砂枳实，猪苓泽泻大腹皮，陈皮茯苓川厚朴。（十二味）

○胀属脾胃，气血俱虚，大补营卫，乃是良规。

行湿补气养血汤，参术归芎茯木香，大腹甘芍苏陈朴，海金萝卜木通良。（十五味）

○腹中热胀，或有积聚，消胀化积，是为正治。

广茂溃坚柴升麻，芩连归朴半红花，曲泽青陈皮草蔻，益智吴茱甘草佳。（十七味）

○腹中寒胀，不喜饮食，暖胃温中，胀满自去。

香朴汤中大附子，炮去皮脐七钱五，厚朴一两姜炒干，木

香三钱姜枣煮。（三味）

〇腹胀痞满，痰嗽喘促，大便虚闭，乃气所触。

分心气饮（方见诸气，依本方加三棱、莪术、槟榔、香附、乌药）

水肿

〇属足太阴脾经，脉宜浮大，不宜沉细。若大便泻，脉细结者死。

〇水肿气急小便涩，血肿气满四肢寒，朝宽暮急是血虚，暮宽朝急是气虚，气血俱虚朝暮急，健脾除湿利水宜。

实脾饮中苍厚朴，白术茯苓陈枳壳，猪苓泽泻大腹皮，木香香附砂仁着。（十二味）

加减胃苓汤木瓜，槟榔大腹与山楂，香附砂仁神曲炒，诸般水肿用为佳。（十六味）

消肿调脾枳桔黄，胃苓参附缩牛郎，桑皮茴果棱莪术，木通大腹木瓜香。（二十四味。胃苓汤去白术、茯苓不用）

水肿遍身，腹有积块，诸气不和，用之应瘥。

木香流气枳苏蓬，参术青陈茯桂通，槟果腹沉香附朴，瓜蒌丁芏半黄冬。（二十四味）

〇水肿因气恼，腹胀胸膈饱，时肿又时消，顺气即安好。

分心气饮（方见诸气，加猪苓、泽泻、车前、葶苈、木瓜、麦门冬）

〇湿热作肿胀，大便滑下泄，小便赤色少，利水清湿热。

葶苈木香散滑石，猪苓泽泻茯苓桂，木通白术与甘草，为末三钱汤送去。（十味）

○遍身水肿，腹胀如鼓，宜此消散，后仍调补。

金蟾散即大蛤蟆，腹内须教入缩砂，罐封炭火烧存性，为末酒调服更佳。

○水肿腹胀，气弱脾虚，半消半补，毋得执泥。

消肿除胀四君汤，猪泽芩通滑木香，桑腹陈苓皮并麦，灯草姜皮用最良。（十味）

积聚

○脉宜实人，不宜沉小。

○腹中有积忌虚弱。

○五积属阴五脏生，六聚属阳六腑成，左为死血右食积，中为痰饮各有名，活血理气健脾胃，半攻半补块消平。

溃坚汤内用当归，白术半夏与陈皮，香附枳实山楂肉，砂仁厚朴木香宜。（十味）

真人化铁用棱莪，枳朴青陈曲附多，芎归桃仁红花草，山楂黄连木槟和。（十七味）

○积块属热，要清郁结，理气平肝，积渐消灭。

柴平汤内用柴胡，苍半青陈枳壳扶，神曲山楂芩厚朴，棱莪甘草病当除。（十三味）

○积块属寒，气塞不宽，破郁消积，渐次平安。

大七气汤厚肉桂，桔梗藿香附益智，甘草棱莪青陈皮，姜枣煎服疗积聚。（十味。一方加大黄、槟榔，治诸虫积、血鳖、长虫，打下即愈）

○男子积块，腹中疼痛，温药一投，百发百中。

千金化气芍芎榔，砂附棱莪丁木香，枳蔻青陈甘草果，腹

芷玄茴半朴姜。（二十二味）

○女子积块，游走不定，上下攻痛，一服立应。

千金导气丁木香，砂仁白蔻枳芎姜，朴芷芍归甘白术，青陈棱莪小茴良，乳没牛杜红干漆，桂桔乌附角茴香。（二十九味）

○丈夫酒积，妇人血积，小儿食积，一切诸积。

胜红棱莪青陈皮，干良姜各一两宜，香附二两炒为末，醋丸姜汤送下之。（七味）

五疸

○疸病面黑，作渴腹胀者，必成疸证也。渴欲饮水，小便不利者，必发黄也。

五疸俱是湿与热，遍身上下如金色，除湿清热利小便，实者黄而虚者白。

○黄疸便闭，内有湿热，通利二便，黄可退彻。

茵陈大黄用山栀，滑石厚朴枳实随，以上等份甘减半，灯草煎来不用疑。（七味）

○五疸湿热，遍身发黄，清利水道，便是良方。

茵陈散里茯猪苓，栀子黄连枳实并，苍术厚朴白滑石，泽泻灯草水煎灵。（十味）

○肾疸目黄，身黄尿赤，所用风药，风能胜湿。

肾疸汤中羌独活，藁本升麻防风葛，神曲甘草拣人参，黄柏苍术四苓合。（十六味）

○湿热发黄，汗黄尿赤，利水除湿，清热可也。

茯苓渗湿用猪苓，芩连栀子与茵陈，木通防己并泽泻，枳实陈皮苍术真。

痼冷

○痼冷寒之甚，四肢作厥逆，腹痛冷汗出，阴囊忽缩入，身静语无声，气少难喘息，目睛不了了，口鼻冷气袭，大小便不禁，水浆不肯吸，面寒如刀刮，先要用葱熨，急将热药投，百中无一失。

加味理中大附子，人参白术干姜使，肉桂陈皮白茯苓，枣姜甘草痛立止。(八味)

固阳汤内用参芪，白术干姜厚朴齐，白姜腹痛良姜倍，茯苓大附独称奇。(九味)

回春散

治冷阴如神。

一钱白矾八分丹，二分胡椒细细研，焰硝一分共四味，酽醋调和手内摊，男左女右合阴处，浑身是汗湿衣衫。此方屡用如神效，不义之人不可传。

灸男左手、右手中指一壮，再灸脐下三寸，名关元穴，七壮。

斑疹

○凡斑既出，须得脉洪数有力，身温、手足温者易治。若脉沉小、足冷，元气虚弱者难治。

○凡斑疹，先从四肢起，而后入腹中者死。

○发斑红赤为胃热，若紫不赤为热甚，若还紫黑为胃烂，赤斑半生半死症，黑斑九死一个生，大抵鲜红稀朗静。

升麻葛根汤（方见伤寒）

人参化斑一钱参，石膏知母各三钱，甘草五分米一撮，水煎一剂即安然。（四味）

发热

○伤寒发热者，寒邪伤于卫，脉来紧有力，此是外感致。

九味羌活汤（方见伤寒）

○伤暑发热者，热邪伤于营，脉虚迟无力，暑伤元气明。

清暑益气汤（方见中暑）

○内伤发热者，阳气自损伤，此病属脾肺，脉大无力量。

补中益气汤（方见内伤）

○阴虚发热者，阴血自损伤，此病属心肾，脉数无力殃。

滋阴降火汤（方见虚劳）

○夜间则身静，昼上即发热，此热在气分，清凉药可啜。

小柴胡汤（方见伤寒，依本方加栀子、黄连、知母、地骨皮）

○昼上则身静，夜间即发热，此热在血分，滋阴火自灭。

四物汤（方见补益，依本方加知母、黄柏、黄连、栀子、牡丹皮、柴胡）

○不分昼与夜，一般只发热，热在气血分，清补是明哲。

四物汤合小柴胡汤，加黄连、栀子。

○子午潮热者，此是坎离虚，降火与滋水，标本兼济之。

逍遥散（方见妇人，依本方加黄连、胡黄连、麦门冬、地骨皮、秦艽、木通、车前、灯草）

○发热憎寒者，邪在半表里，分利阴与阳，寒热病自愈。

小柴胡汤合五苓散。

诸虚（即补益）

○脉大无力是气虚，脉数无力是血虚。

○气虚脾肺弱，面黄肌瘦消，胸痞食不思，诸病相兼作。

四君子汤用人参，白术茯苓甘草兼，能医气分诸虚证，王
道之医在此间。（四味）

○血虚心肾亏，日晡发寒热，烦躁不安宁，百病来相挟。

四物汤内用当归，川芎白芍地黄宜，能医血分诸虚证，应
变随机莫执泥。（四味）

○气血两虚损，肝肾伤根本，此药可调和，用之最平稳。

八珍汤（即四君子汤合四物汤是也）

○万病总归虚，三方损益施，玄机能勘破，再世一卢医。

十全大补汤（即八珍汤加黄芪、肉桂，十味是也）

补中益气汤（方见内伤）

六味地黄用八两，山药石枣共半斤，茯苓牡丹同泽泻，各
秤三两要均匀，为末蜜丸梧子大，百丸酒下用空心。

○思伤心血，欲损肝气，心肾不交，水火不济，大补诸虚，
平和之剂。

神仙既济丹巴戟，苁蓉石菖蒲远志，牛膝杜仲小茴香，菟
丝石枣甘枸杞，山药人参五味子，黄柏知母生熟地，麦门茯苓
甘菊花，陈皮栀子研末制，枣肉蜜丸梧子大，空心百丸酒下去。
（二十二味）

○五劳七伤，诸虚百损，男子精惫，有伤根本，妇人虚冷，
经候不准。

延龄固本生熟黄，天麦杜膝茯参香，巴山杞枣柏五味，各秤二两要精详，菖志覆车蓉泽菟，地骨川椒两半强，酒糊为丸仍酒下，每服空心五十双。（如妇人，加当归身酒洗、赤石脂，各一两。上共二十六味）

养心益肾百补丸（方见后杂方，治诸虚百损，补养第一，真仙方也，珍之重之）

虚劳

〇骨蒸劳热，脉数而虚，热而涩小，必殒其躯，加汗加咳，非药可除。

〇房劳太过度，心肾有亏损，热嗽喘血痰，相火动因恣，降火要滋阴，治标当固本。

阴虚火动骨蒸热，壮盛童便要清洁，连进数服热势减，加入汤药一同啜。（十一味）

滋阴降火芍当归，白术陈皮甘草随，天麦门冬生熟地，黄柏知母补阴虚。（十五味）

清离滋坎汤山药，生熟天麦茯归芍，牡丹泽泻木山茱，黄柏知母甘草着。（十五味）

六味地黄丸（方见诸虚，加紫河车一具，治虚劳之圣药也）

〇清痰降火，滋阴化源，润肺补肾，培其本根。

滋阴清化生熟黄，天麦门冬二两强，苓芍知玄山枸杞，薏苡一两各秤量，黄柏酒炒一两半，甘草五钱生用良，五味七钱同研末，蜜丸弹子咽津尝。（十四味）

白雪干糕美滋味，大米糯米各升许，莲肉芡实山药炒，各秤四两要研细，白砂糖用一斤半，搅匀笼内蒸成剂，虚劳泄泻

并内伤，脾胃亏损当饮^①食。（六味）

〇劳瘵之源，根深固蒂，起非一朝，病非一夕，医难一方，药难一剂，房室要绝，恼怒要去，妄想要息，厚味要忌，要求明医，莫惜所费，调摄经年，沉疴可愈。

吐血

〇大凡失血，脉贵沉细，说见洪大，后必难治。

〇大抵失血俱属热，阳盛阴虚妄行血，紫黑成块清除之，新鲜红血当止塞，若有死血在胃口，吐不尽时成血结，诸失血后宜调之，补荣汤中真妙绝。

〇吐血出于胃，吐出全是血，清热引归经，热除血自歇。

止血生地八两数，捣汁童便重汤煮，大黄生末五六分，空心调服一盏许。（三味）

吐血成斗许，管仲末二钱，柏叶汁一碗，发灰五分全。共入重汤煮，取出入童便，黄酒加少许，频频入口吞。

犀角地黄汤最良，牡丹赤芍四般藏，衄血与吐同凉血，能除诸热不须详。（四味。再加黄连、黄芩，殊效）

〇先起只吐痰，末后方见血，谩说与医人，此症是积热。

清肺汤用芎当归，天麦栀芩桑白皮，生地茯陈甘紫菀，阿胶乌梅共咬咀。（十四味）

〇先间见吐血，后见复吐痰，如此是何证，阴虚火上炎。

滋阴降火汤（方见虚劳）

六味地黄汤（方见诸虚）

---

① 饮：《古林本立堂刻本》作"饭"。

调理之剂

〇吐血衄血并呕吐[①]，咯血咳血及唾血，后用此方调理之，大补荣中清客热。

补荣汤中生熟地，当归白芍草山栀，人参麦门茯苓等，陈皮乌梅枣子宜。（十二味）

衄血

〇鼻衄吐血沉细宜，忽然浮大即顷危。

〇衄血出于鼻，火热来克肺，清火与滋阴，服之血自止。

清肺汤中归芍地，香附芩连栀子是，赤芍桔梗生甘草，藕节柏叶一同类。（十二味）

三仙饮子治衄血，人乳童便好酒竭，三味等份重汤煮，温服一碗立可截。

鼻衄久不止，大纸作十榴，水湿置顶中，熨之如神捷。

鼻衄久不止，萝卜自然汁，无灰黄酒和，饮之效可立。

鼻衄久不止，马驴粪焙末，血余灰等份，少许吹鼻遏。

鼻衄久不止，大蒜捣如泥，左鼻若出血，左脚心下涂，右鼻若出血，右脚心下敷，两鼻俱出血，两足心内铺。

咳血

〇咳血咳嗽出，痰中带血物，此症肺经来，医人休恍惚。

清咳汤中用贝母，归芍桃仁山栀子，桔梗黄芩牡丹皮，白

---

① 吐：《古林本立堂刻本》作"血"。

术青皮甘草煮。（十一味。潮热加柴胡、赤茯苓）

咯血

○咯血出于肾，咯出俱血屑，清火豁痰涎，服之保安吉。

清咯汤中有二陈，知母贝母山栀仁，生地阿胶桑杏子，桔梗柳桂效通神。（十三味）

唾血

○唾血出于肾，鲜血随唾出，降火补阴虚，其血自消没。

清唾汤中天麦门，知母贝母黑玄参，桔梗远志干姜炒，熟地黄柏可加添。（十味）

溺血

○溺血小便出，心热移小肠，清心利水道，只此是良方。

清肠萹蓄并瞿麦，归芍生地栀连柏，木通知母麦门冬，赤苓甘草皆可得。（十三味）

蒲黄散用炒山栀，通草滑石与当归，藕节生黄并小蓟，甘草竹叶总相宜。（十味）①

便血

○便血大便出，湿热蕴脏腑，不问粪后前，服之可救苦。

---

① （十味）：原脱，据《古林本立堂刻本》卷二补。

清脏汤中芎芍归，生地芩连栀柏榆，槐花阿胶侧柏叶，大便下血总堪医。（十二味）

枳壳散黄连，槐花地榆全，白芍并甘草，空心用水煎。

一方加当归、生地黄、防风，亦效。

肠风下血

○肠风下血者，必然在粪前，是名为近血，清热免忧煎。

乌金散

柏叶白矾煮，陈棕二两烧，槐花用四两，十分休炒焦，每服二钱半，空心用酒调，肠风崩漏痔，一服立时消。

柏叶汤中用地榆，槐花荆芥与芎归，生地黄连炙甘草，乌梅枳壳紧相随。（十味）

肠风下血，荸荠红枣，水煮一斤，食之即好。

肠风下血丝爪根，经霜露过三五钱，水煎入油如钱大，空心一服断根源。

脏毒下血

○脏毒下血者，必然在粪后，是名为远血，解毒方为妙。

解毒一名八宝汤，黄芩黄连黄柏良，栀子连翘槐花等，细辛甘草共煎尝。（八味）

脏寒下血

○脏寒下血，无痛脉微，阳虚阴走，温则是宜。

理中汤（方见中寒）并姜、桂之类。

积热下血

○积热下血，甚则兼痛，脉来洪数，解毒堪用。

三黄丸大黄，黄连黄芩良，等份研细末，水丸茶下凉。

人参败毒散（方见伤寒，加黄连。如酒毒下血，黄连用巴豆同炒，去巴豆不用）

余方附后

肠风脏毒肠澼血，干柿烧灰存性研，空心米饮调二钱，不拘新久如神捷。

肠风脏毒痔便血，黄连酒炒四两切，入在猪脏两头扎，韭菜二斤水同煮，肠药捣烂丸不折，空心每服八十丸，米汤送下宜温热。

盗汗

○盗汗属阴虚，每向睡中出。若还醒则止，血虚非鬼祟。

当归六黄生熟地，黄芩黄连黄柏宜，黄芪加倍各等份，水煎一服有神奇。（七味）

当归地黄用生熟，芍芪陈草参苓术，知母黄柏蜜水炒，滋补气血汗自没。（十二味）

自汗

○谓不经发汗自出者是也。（忌用生姜）

○自汗属阳①虚，不拘时常出，须当补气虚，汗出如油卒。

---

① 阳：原作"阴"，据文义改。

参芪汤里有当归，白术茯苓熟地宜，酸枣乌梅甘白芍，再加牡蛎与陈皮。（十一味）

○男子失精，女人梦遗，盗汗自汗，宜实腠理。

白龙汤中用桂枝，牡蛎龙骨煅为奇，白芍酒炒甘草炙，二枚枣子共煎之。（五味）

文蛤散即五倍子，为末津调脐内使，绢帛系缚过一宵，自汗盗汗俱可止。

眩晕

○肝脉溢大多眩晕，诸风掉眩皆属于肝。

○眩者言其黑，晕者是旋转，皆属虚与痰，治法当分辨。

清晕化痰汤茯苓，陈皮半夏草南星，川芎白芷防羌活，细辛枳实酒黄芩。（十二味）

○肥人头眩晕，气虚有湿痰，除湿清痰气，补气病自安。

四君子汤加天麻，半夏陈皮白芷赊，蜜炒黄芪白桔梗，当归川芎莫要差。（十二味）

○瘦人头眩晕，血虚有痰火，清火化痰涎，养血即安可。

四物汤中加陈皮，片芩去朽小山栀，茯苓天麻各等份，甘草人参减半之。（十一味）

○忽然眩晕倒，必定是风痰，其脉多浮滑，祛风化痰涎。

加减二陈去半夏，人参枳术与南星，羌活防风瓜蒌子，芎归桔梗好相应。（十三味）

○劳役人眩晕，饥饱伤中气，六脉皆虚微，补养真良剂。

补中益气汤（方见内伤，依本方加半夏、熟地黄、白芍、天麻）

〇阴虚火动人，头目多眩晕，六脉加数时，降火滋心肾。

滋阴降火汤（方见虚劳，依本方加川芎、天麻、山栀、竹沥少许）

〇气虚极欲倒，如坐舟车上，手足时厥冷，脉细是其恙。

参附汤（即人参五钱，大附子炮三钱，生姜煎服）

〇头眩眼黑暗，如在风云中，此是胃气损，停痰湿在胸。

半夏白术天麻汤（方见头痛）

加减十全大补汤（方见诸虚，治眩晕如神）

麻木

〇浑身麻乃是气虚，气血虚损麻四肢，本是湿痰并死血，麻痹气郁经络滞。

〇浑身麻木，乃属气虚，补中益气，开郁兼施。

加味益气加桂枝，木香香附子青皮，更有川芎姜枣煮，大补真元正气虚。（十三味）

〇手足麻木，属气血虚，大补气血，风药引之。

加味八仙用柴胡，羌活防风牛膝咀，陈皮桂枝姜半夏，秦艽再入姜枣扶。（十六味。八仙即八物汤是也）

〇本是湿痰，或是死血，活血化痰，两般是法。

双合汤中芎归芍，陈皮半夏茯苓着，桃仁红花白芥子，生地甘草生姜佐。（十一味）

〇手足麻痹，气滞经络，开结舒经，气血通活。

开结舒经苏桂枝，台乌香附草陈皮，羌活天南星半夏，川芎苍术和当归。（十二味）

〇手足麻痹，身肉如痴，痛痒不觉，爬如隔衣，久成风厉，血滞气虚。

天麻地肤芎归参，鲜皮防己威灵仙，羌独桂牡草乌炮，生地红花苦参然，水煎入酒和童便，戒房除味保安全。（十六味）

癫狂

○癫是心经血不足，喜笑不常颠倒事，脉搏大滑者为生，沉小紧急多不治。

养血清心汤远志，人参白术并生地，茯苓川芎酸枣仁，菖蒲当归甘草类。（十味）

宁志化痰牛胆星，半夏陈皮白茯苓，黄连天麻酸枣炒，菖蒲人参用最灵。（九味）

○狂为痰火实太盛，狂乱动止无正定，热狂脉实大者生，沉小决定伤生命。

防风通圣散（方见中风，依本方加牡丹皮、生地黄、桃仁）

独参丸治发狂邪，杀人大叫乱交加，苦参蜜丸梧子大，薄荷汤下甘丸佳。

○妇人患癫喜歌唱，乱走逾垣把屋上，营血迷于心包络，致生怪症难形状。

加味逍遥加远志，桃仁红花并生地，有热加入小柴胡，再把辰砂末调剂。（十味）

痫病

○脉虚弦为惊，为风痫。

○痫病身软即晕倒，痰涎壅并人不晓，咬牙吐痰片时间，苏醒过来如旧好。

加味二陈加南星，枳实桔梗并黄芩，瓜蒌木香山栀子，辰砂为末旋加临。（十二味）[1]

加减凑南星半夏，荆防皂角与天麻，青皮细辛四苓散，茯神香附子为佳。（十四味）[2]

追风半夏用六两，姜矾皂水浸三朝，南星三两制同上，防附蚕麻二两饶，香蝎枯矾各半两，牙皂一两炒休焦，姜糊丸似梧子大，七钱朱砂为衣标，食后临卧七十粒，姜汤送下病当瘳。

健忘

〇健忘作事无终始，言发不知首与尾，思虑过度损心脾，痰迷心窍亦如是。

归脾汤里用参芪，茯苓白术并当归，远志酸枣龙眼肉，木香甘草补心脾。（十味）

补心汤用芍参归，术苓知母草陈皮，生地黄柏石菖蒲，麦门酸枣仁远志。（十四味）

人若多忘事，远志茯菖蒲，每日煎汤服，心通万卷书。（三味）

六味地黄丸（方见补益。治健忘怔忡，惊悸不寐，加远志肉、石菖蒲、人参、白茯神、当归、酸枣仁炒，各二两）

〇宁心保神，益血固精，壮力强志，定魄镇惊，怔忡健忘，痰火能清。

天王补心用茯参[3]，桔志玄丹各五钱，生地二两用酒洗，天

---

① （十二味）：原脱，据《古林本立堂刻本》卷二补。

② （十四味）：原脱，据《古林本立堂刻本》卷二补。

③ 参：《古林本立堂刻本》作"苓"。

麦酸味柏归连，各秤一两研为末，蜜丸朱砂作衣穿，临卧每服二三十，灯心竹叶煮汤吞。（十四味）

怔忡

○大凡思虑即心跳，此是心经血虚兆，心若时跳又时止，痰因火动治痰妙。

○若有思虑，即便心跳，此是血虚，养血为妙。

四物安神生熟地，归芍参连栀茯是，竹茹白术麦门冬，辰砂酸枣乌梅类。（十四味）

○心若时跳，又复时止，痰因火动，治之立愈。

加味二陈加枳实，麦门竹茹并白术，黄连栀子炒人参，当归乌梅辰砂末。（十四味）

奇效朱砂安神丸，黄连酒洗六钱先，炙草当归二钱半，钱半生地一同研，蒸饼为丸黍米大，五钱朱砂作衣穿，每服不拘三五十，低头仰卧用津咽。（五味）

惊悸

○心中惊悸，脉必代结，饮食之悸，沉伏动滑。

○惊悸忽惊惕，心中而不安，养血以清火，温胆兼化痰。

○惊悸不安，血虚火动，养血清火，安神可用。

养血安神酸枣仁，芎归生地白茯神，白术柏子陈皮芍，黄连甘草炙之灵。（十一味）

○惊悸不安，气虚痰火，养气化痰，疗之立可。

加减温胆参茯神，归连枳半麦栀仁，生黄酸枣辰砂末，竹

茹白术甘草寻。（十四味）

镇惊两半生地黄，麦门白芍茯陈当，贝母各宜秤一两，川芎远志七钱强，黄连酸枣五钱炒，三钱甘草共研良，蜜丸朱砂为衣服，七十临眠用枣汤。（十三味）

虚烦

○心烦不得眠，心内热相煎，虚烦不得卧，心怯胆虚寒。

加味温胆二陈汤，五味人参熟地黄，竹茹远志甘草煮，枳实酸枣枣生姜。（十一味）

竹叶石膏汤（方见伤寒。治大病后，表里俱虚，内无津液，烦渴心躁及诸虚烦热，与伤寒相似，但不恶寒，身不疼痛，不可汗下，宜服之）

不寐

○不寐心胆怯，昼夜不得睡，心经气不足，痰涎沃心内。

高枕无忧散麦冬，陈皮半夏茯苓同，竹茹枳实人参草，石膏龙眼共收功。（十味）

酸枣仁汤参茯苓，等份煎服不相同，如不要睡即热服，要睡冷服有奇功。（三味）

温胆汤（方见伤寒。治大病后虚烦不得眠，此胆寒也。依本方六味，加人参、酸枣仁、炒茯神、远志）

安神复睡汤，四物益智良，酸枣远志肉，山药圆眼方。（九味）

邪祟

○脉乍大乍小，乍长乍短，此皆邪脉，神志昏乱。

灸鬼秦承祖，惊狂谵妄语。上屋更逾垣，亲疏骂不避。麻绳希①缚定，两中②大拇指。介甲两指角，四处着火起。一连灸七壮，须臾病即愈。

---

① 希：《古林本立堂刻本》作"扎"，疑"系"之误。
② 中：《古林本立堂刻本》作"手"。

卷之三

头痛

○头痛短涩应须死，浮滑风痰必易除。

○肥人头痛者，气虚有湿痰，化痰与除湿，补气病当安。

加味二陈汤细辛，川芎白芷并人参，羌活桔梗荆芥穗，白术生姜可救人。（十二味）

○瘦人头痛者，血虚有痰火，降火与清痰，补血病自可。

加味二陈生地黄，当归川芎细辛羌，酒洗片芩白桔梗，生姜煎服立安康。（十一味）

○头痛偏左者，属风与血虚，补血仍清火，祛风病自除。

当归补血用川芎，白芍荆芩藁本同，柴胡防风蔓荆子，香附生黄共有功。（十味）

○头痛偏右者，属痰与气虚，化痰仍补气，即是真良医。

黄芪益气用人参，白术陈皮半夏兼，芎归藁本炙甘草，升麻黄柏细辛全。（十二味）

○左右头俱痛，气血两般虚，补气兼养血，一服见神奇。

调中益气用参芪，柴柏芎归并陈皮，苍术细辛蔓荆子，甘草升麻总可题。（十二味）

○痰厥作头痛，头旋眼黑暗，如在风云中，恶心烦闷乱。

半夏白术天麻汤，参芪曲麦炒干姜，茯苓泽泻并黄柏，苍术陈皮要审详。（十三味）

○偏正头痛者，诸风气上攻，头目昏沉闷，壮热鼻伤风。

川芎茶调散薄荷，白芷防风甘草和，更有细辛羌活等，荆芥同煎用者多。（八味）

○热厥头痛者，见寒痛暂止，严冬犹喜寒，见暖痛复起。

清上泻火用归芎，芩连升柏柴荆风，苍蔓藁羌细芪草，知母红花生地同。（十九味）

○颈项强痛者，风邪气所干，眉棱骨作痛，风热并湿痰。

○颈项强痛者。

回首散（方见中风，即乌药顺气散加羌活、独活、木瓜）

○眉棱骨痛者。

选奇汤内用防风，酒洗片芩羌活同，甘草更加姜半夏，风痰湿热有奇功。（五味）

余方附后

此药名为六圣，乳香没药川芎，雄黄白芷二钱停，半两盆硝共用。上件研为细末，专医眼疾头风，耳鸣鼻塞脑不宁，一噙牙疼便定。

头风肿痛用南星，白芷川芎各等平，全蝎细茶荆芥穗，水煎温服保安宁。

都梁丸治头风痛，白芷蜜丸一钱重，食后嚼烂细茶吞，诸般头痛皆可用。

诸般头痛不堪言，花粉胡椒各一钱，新艾不拘多与少，研末纸卷火烧烟，熏入男左女右鼻，口噙凉水立安然。

须发

口口^①为丸梧子大，空心温酒十五双，十服之后君休摘，管教华发黑加光，兼能明目并延寿，老翁变作少年郎。

彭老真人延寿丹，乳朱天麦茯归参，志菖杜膝茴香盐^②。

〇头发属心血，禀火气上生，须髯属肾水，禀火气下成。

五老还童丹

堪嗟须鬓白如霜，要黑元来有异方，不用擦牙并染发，都来五味配阴阳，赤石脂与川椒炒，辰砂一味最为良，茯神能养心中血，乳香分两要相当，枣肉戟川芎，茯神各十钱，生熟知柏纸二两，川椒胡桃四两全，黄精四两姜莲制，首乌四两豆蒸玄，蜜丸梧子空心服，盐汤温酒任教吞。（二十五味）

上黄精（用米泔水煮一沸，切片晒干，旱莲汁四两，生姜汁二两，并酒三味，停对熬膏，浸黄精半日，炒苍色四两）

何首乌（赤白两种捶碎，煮于黑豆水上，九蒸九晒，再用人乳浸透，晒干四两）

乌云倍子炒一钱，铜末醋炒五次研，生矾白盐三分末，研匀茶汁和稀黏，重汤煮沸烧酒少，皂水先洗后涂髯，包裹一夜茶清洗，形如黑漆似神仙。（四味）

乌须黑鬓发，一瓶真香油，古钱胡桃肉，入油埋年周，取出捻须上，即黑如漆胶。

---

① 口口：疑原文有二字脱文，诸本同，无考。

② 盐：此后疑有七字脱文，诸本同，无考。

面病

升麻白芷汤葛根，苍术芍药黄芪参，更有防风与甘草，莲肉灯心效如神。（十一味）

○头面生疮疖，上焦风热毒，解毒与祛风，其效如神速。

清上防风汤薄荷，栀翘芩梗甘草和，川芎白芷黄连入，荆芥枳壳一同剉。（十二味）

○面唇生紫黑，阳明经不足，升补元气虚，立见光如草。姜枣煎服在午前。（九味）

○人有面热者，阳明多风热，祛风除热邪，面颜生欢悦。

升麻黄连汤犀角，薄荷荆芥川芎芍，苍术白芷酒黄连，甘草黄芩酒炒著。（十二味）

○人有面寒者，阳明经虚寒，补虚温寒气，指日可开颜。

升麻附子汤白芷，人参干葛并黄芪，益智草蔻炙甘草，葱白同煎效有余。（九味）

抓破面上皮，生姜自然汁，轻粉末调搽，患处无痕迹。

耳病

○耳者肾之窍，肾虚耳聋鸣，滋肾降虚火，其耳自聪明。

滋肾通耳汤知母，芎归白芍并香附，柴胡白芷生地黄，黄连黄芩酒炒助。（十味）

耳聋多因肾虚致，全蝎生姜等份制，炒至生姜干为末，三钱酒调临睡吃，二更尽量醉饮之，次日耳作笙声是。

○人耳左聋者，忿怒动胆火，清火更平肝，剂投如开锁。

龙胆汤中用胆星，当归栀子并连芩，陈皮木香香附子，干姜青黛与玄参。（十三味）

〇人耳右聋者，色欲动相火，降火与滋阴，鸣聋立安妥。

滋阴地黄干山药，茯苓知柏芎归芍，泽泻远志石菖蒲，山茱牡丹皮同佐。（十三味）

独胜丸治耳鸣聋，黄柏乳汁浸晒干，盐水再炒面丸药，空心盐汤服有功。

〇两耳俱聋者，厚味动胃火，清胃祛风热，药用酒炒过。

防风通圣散（方见中风，依本方酒大黄再酒炒三次，及诸药俱要酒炒）

两耳肿痛者，肾经有风热，两耳若出脓，风热不须说。

〇两耳肿痛宜。

荆芥连翘用防风，柴胡栀子芍归芎，枳壳黄芩减甘草，白芷桔梗总相同。（十味）

〇两耳出脓者宜。

蔓荆子散用升麻，木通桑白赤苓加，赤芍生黄炙甘草，前胡麦门甘菊花。（十味）

〇气闭作耳聋，气复耳自明，痰火气郁闷，烦躁不安宁。

通明利气解毒汤，生地苍白术槟榔，抚芎陈皮香附米，贝母玄参草木香。（十五①味）

耳聋不听言，细辛蜡溶丸，绵裹入耳内，数日即安全。

气闭耳聋用葱白，一头入麝送耳中，外头以艾炙一炷，管教聋闭立时通。

---

① 五：原脱，据《古林本立堂刻本》卷三补。

鼻病

〇左寸脉浮缓为伤风、鼻塞、鼻流清涕；右手脉浮洪而数，为鼻衄、鼻齄。

〇感冒风与寒，鼻塞声音重，清涕忽长流，发表药堪用。

通窍汤用羌防风，干葛升麻黄芷芎，藁本细辛苍术草，引用花椒姜并葱。（十二味）

〇肺经有风热，鼻不闻香臭，丽泽通气汤，一服还依旧。

丽泽通气汤黄芪，升葛苍麻黄白芷，甘草防风羌独活，川椒煎服气通之。（十一味）

〇胆移热于脑，则辛额鼻渊，浊涕下不已，常常如涌泉。

荆芥连翘汤薄荷，柴胡芎归生地和，白芷防风芩梗芍，山栀甘草不须多。（十四味）

鼻渊出涕日长流，参芷芎归茯麦求，荆防薄蔓秦艽草，香附苍茸一两头，天竺三钱研细末，蜜丸梧子米汤投。

〇人有赤鼻者，热血入于肺，而成酒齄鼻，养血清火洽。

清血四物用芎归，白芍生地茯陈皮，黄芩红花甘草减，水煎调下五灵脂。（十味）

〇鼻头紫黑者，多是感风寒，血冷则凝滞，活血是灵丹。

当归活血芍防风，芩梗栀翘薄芷芎，牡丹红花甘草入，荆芥姜茶大有功。（十四味）

口舌

〇舌吐不收，名曰阳强，舌缩不能言，名曰阴强。

○口舌生疮痛，三焦实火盛，养阴以退阳，食远频频进。

加减凉膈散连翘，枳桔芩连栀子饶，生地当归薄荷叶，甘草芍药免忧愁。（十一味）

赴宴散中芩连柏，栀子细辛干姜则，等份为末用少许，搽于患处立可得。（六味）

绿袍黄柏一两研，再加青黛末三钱，每用少许掺患处，噙之良久吐出涎。（二味）

○大凡患口疮，凉剂投不已，气虚相火炎，理中汤可治。

理中汤（方见中寒，依本方服之即愈。甚者加附子，或用官桂末掺之）

牙齿

○牙痛不可忍，辛热厚味过，胃中积湿热，清火笑呵呵。

清胃散生地黄连，牡丹当归身要全，升麻入水同煎服，止痛如神不可传。（五味）

泻胃汤中归赤芍，川芎生地南薄荷，防风荆芥山栀子，牡丹黄连甘草和。（十一味）

○开口呷风则痛甚，肠胃之中有风邪，开口臭气不堪闻，肠胃湿热甚非些。

当归连翘饮白芷，细辛生地草山栀，荆芥白芍并羌活，黄芩川芎水煎之。（十三味）

虫食而痛者，肠胃有湿热，清火更诛虫，止痛如手捻。

定痛散内用连翘，当归生地细辛椒，桔梗苦参并白芷，乌梅黄连甘草饶。（十二味）

○牙龈宣露者，胃中有客热，心烦不欲食，热疮生咽舌。

甘露饮子枇杷叶，石斛茵陈枳壳切，甘草生熟地黄芩，天麦门冬清客热。（十味）

○牙齿动摇者，此乃肾元虚，擦牙并固齿，补肾最为宜。

马蜂窝与白蒺藜，花椒艾叶葱带须，荆芥细辛香白芷，醋煎噙漱吐为奇。（八味）

六味地黄丸（方见诸虚）

固齿白蒺并生地，故纸炒各二两是，没石四个附四两，青盐两半擦牙齿。

噙漱药

川乌草乌与防风，荆芥薄荷紫苏同，半夏甘草同黑豆，花椒艾叶水三盅，煎至七分来漱口，牙疼齿痛永无踪。（十一味）

噙漱药，治牙肿痛，风牙虫牙，牙动牙长，痛不可忍。

擦牙药

擦牙止痛固齿，石膏火煅斤许，四两真正青盐，再加二两白芷，细辛一两为末，一擦牙疼立止。（四味）

牙咬药

巴豆一个微烧，研匀三粒胡椒，帛包牙咬流水，登时千金一笑。

余方附后

乌须固齿补肾方，白芍芎归熟地黄，荆附枸膝二两半，故纸两半要相当，细辛三钱升麻五，青盐三两共研良，老米一升饭丸药，阴干罐固火烧桑，存性为末频擦齿，滚汤嗽咽永无伤。（十二味）

擦牙乌须白茯苓，要好辽东香细辛，倍子牙皂炒存性，等份研末擦牙灵。

眼目

○眼是脏腑之精华，瞳仁属肾黑肝家，眼胞属脾白珠肺，两眦属心经不差。

○暴发赤肿痛，上焦风热甚，清火并祛风，一扫云开净。

退血散中芎归芍，栀翘芩防荆薄荷，蒺藜白芷甜葶苈，生地桑皮灯草和。（十四味）

救苦芩连柴柏麻，芎归龙胆草红花，羌防翘梗苍知母，生地藁本细辛佳。（十九味）

洗肝明目归芎芍，生地芩连荆防佐，栀翘膏薄羌菊花，蔓蒺草决梗可剉。（十九味）

眼目肿痛涩开难，黄连去芦五钱研，薄荷减半鸡清和，隔纸涂眼病当痊。

○眼生翳瘴，隐涩难开，羞明怕日，赤肿眵堆。

明目流气菊荆防，牛蒡玄参芎细苍，蒺藜蔓荆芩贼草，决明栀子薄荷汤。（十七味）

四明散大黄，泽泻葛花攒，石决用火煅，白水共煎尝。

羊肝丸子用芎归，薄菊荆防风羌活，宜各三钱研细末，黄连一两紧相随，白乳羊肝生一具，捣为丸子水吞之，不问诸般患眼疾，昏花翳瘴总能医。（九味）

○久病目昏暗，肾水真阴微，昏花不欲视，补肾是良规。

滋肾明目四物汤，人参菊花生地黄，桔梗山栀蔓荆子，黄连白芷草煎汤。（十三味）

六味地黄丸（方见补益，治肾虚昏暗，眼不奈视，神光不足，加当归、枸杞、甘菊花各二两半）

十全大补汤（方见补益，治血气虚损之人，久服寒凉过度，以致眼目黑暗，全不通路，加沉香、大附子童便制过、白豆蔻，壮肾水以镇阳光）

神秘羊肝百胆丸，乌须明目效通玄，老人血衰筋骨痛，除淋滋水养丹田，黑雄羊肝用一具，去筋切碎要新鲜，日[①]入羊胆至百个，夜浸日晒待干研，柏子川芎生地芍，各秤四两莫教偏，酒浸当归身八两，地黄捣烂作膏圆，空心百粒盐汤下，留取仙方海内传。

咽喉

○咽喉忽肿痛，风热痰火重，外要吹咽喉，内把清凉用。

吹喉散白矾，银朱量入研，频频吹患处，肿痛立安然。

咽喉肿毒死须曳，细辛为末一钱齐，巴豆五分同捣烂，纸卷塞鼻免灾危。（二味）

喉痹单鹅风肿痛，山豆根研细末用，雄胆和丸绿豆大，鸡胫为衣三味共，一丸放在舌根下，徐徐咽之立可中。

清凉散子甘桔梗，栀翘芩连枳壳等，防风当归生地黄，薄荷频服休教猛。（十味）

清咽利膈散芩连，栀翘荆桔草玄参，薄荷硝黄牛蒡子，金银花与防风全。（十四味）

○血虚火上升，喉痛生疮痛，养血降虚火，病愈如风送。

加味四物汤，黄柏知母藏，桔梗天花粉，甘草水煎尝。

清上薄荷叶五钱，一分雄胆与青盐，硼砂一钱胆矾许，雄

---

① 日：明本作"再"，其余诸本同。

黄五分一处研，白糖化丸芡实大，一丸舌下化之吞。

　　○疟腮作痛肿，上焦风痰壅，消风与化痰，一服不旋踵。

　　祛风解毒散，羌活防风与荆芥，枳壳桔梗及牛子，水煎食后奏神功。（六味）

　　灸喉痹法，灸耳垂下三壮，神效。

　　又法，灸阳池二穴三壮，灸讫，扯头发三下。

结核

　　○人身结核者，风痰气郁结，皮里膜外生，硬如果中核。

　　清风化痰星半芍，防元蚕蝎甘翘角，芷桔陈麻膝附苍，金银天门木通着。（二十味）

　　化风七粒蓖麻子，捻烂纸卷鸡子里，煨熟去麻只食蛋，一早一枚酒下吃。（专治结核瘰疬）

　　项后疙瘩色不变，不问大小深年月，山药一块蓖麻子，三个研匀摊帛贴。（二味）

梅核气

　　○梅核七情气，如核如破絮，咯不出不下，痞闷满胸臆。

　　加味四七青陈朴，茯苓南星半枳实，神曲白蔻益智仁，槟榔苏梗缩砂仁。（十三味）

瘿瘤

　　○五瘿著肩项，六瘤随气结，皆不可决破，崩溃致夭折。

消瘤五海布螵蛸，海藻海带海蛤饶，棱莪辛梗木香附，猪琰七个土炒焦。（十一味）

肺痈

○脉短而涩者易治，浮大者难痊。

○肺痈咽燥渴，咳唾有脓血，腥臭与浊味，股肿胸痛切。

桔梗汤内杏桑皮，黄芪贝母草当归，薏苡瓜蒌仁枳壳，防风百合总相宜。（十二味）

肺痿

○寸口脉数而虚，肺痿也。

○肺痿久[①]咳嗽，唾沫无脓血，小便数不渴，汗多津液竭。

薏苡散中炙黄芪，人参五味子当归，白芍麦门冬百部，黄芩加入并桑皮。（十味）

心痛（即胃脘痛）

○痛甚脉必伏。

○心痛即胃痛，初寒稍久热，其痛有九种，医者当分别。

○心痛初起属寒，宜。

胃脘寒痛姜桂汤，良姜平胃藿茴香，香附缩砂并枳壳，木香磨入引生姜。（十三味）

---

① 久：《古林本立堂刻本》作"人"。

○心痛稍久属热，宜。

清热解郁山栀仁，芎枳黄连苍术陈，干姜甘草同煎服，再加香附效如神。（九味）

○实热凑上壅，心腹刺痛甚，寒热口燥干，时止时痛阵。

加减柴胡汤黄芩，半夏赤芍山栀仁，枳壳黄连姜一片，急投一剂效如神。（七味）

宣气栀子盐汤炒，大黄酒浸火焙干，滑石木香浓磨汁，栀子姜汤调服安。（四味磨汁，二味煎汤，调服。在上必吐，在下必泻，其痛立止。外以萝卜子炒，绢中包，频熨痛处）

手拈散用玄胡索，草果乳香并没药，五灵等份为细末，每服三钱温酒嗑。（五味）

九气汤中香附米，郁金甘草三味止，不问诸般心腹疼，起死回生真无比。（三味）

失笑散（方见产后，治心气痛不可忍及小肠气痛）

腹痛

○心腹痛脉沉细吉，实大弦急死来侵。

○腹痛有寒并有热，食血湿痰虫虚实，绵绵不已作寒医，时痛时止作热治。

○肚腹胀痛，感冒夹食，或兼气恼，腹满胸痞。

行气香苏散（方见饮食）

○肚腹冷痛，绵绵不已，手足厥冷，虚寒证是。

五积散（方见中寒）

○肚腹热痛，时痛时止，导气开郁，诸痛可愈。

开郁导气青陈皮，香附川芎白芷宜，茯苓滑石神曲炒，栀

子干姜甘草随。(十一味)

三仙汤治腹刺痛,白芍黄连甘草共,各秤三钱金酒煎,一服除根立可中。

○腹中满硬,手不可按,积热便难,实痛可断。

枳实大黄汤(方见伤食)

○痛不移处,多是死血,破血理气,乃是良诀。

活血汤中归赤芍,桃仁牡丹玄胡索,乌药香附桂川芎,木香红花甘枳壳。(十三味)

加味承气汤,枳朴与硝黄,当归红花草,酒水共煎尝。(七味)

○心腹刺痛,似气一块,上下走注,手不敢捱。

住痛散用玄胡索,大黄白芷棱莪剉,乌药青皮香附子,五灵甘草生姜佐。(十味)

○腹痛复止,面白唇赤,此是虫痛,急须温胃。

椒梅汤中枳木香,砂仁香附与干姜,厚朴肉桂川楝子,等份甘草及槟榔。(十二味)

腰痛

○腰间常作痛,此是肾虚证,三因五种殊,毋执一概用。

补阴汤内四物汤,牛膝杜仲小茴香,故纸参苓甘草炙,陈皮知柏酒炒良。(十四味)

杜仲汤用破故纸,小茴玄胡索当归,牛膝黄柏知母炒,能治腰疼补肾虚。(八味)

腰痛苁蓉巴戟天,青盐三味五钱先,杜仲小茴破故纸,各秤一两要精研,药入猪腰煨熟吃,空心汤下立欣然。(六味)

立安散内用官桂，玄胡杜仲与当归，小茴牵牛各一两，木香一（益）钱为末齐，每用二匙酒调服，气滞闪挫肾虚宜。（七味）

〇腰闪失力，跌仆瘀血，大便不通，疏通痛绝。

调荣活络芎归尾，赤芍桃仁并生地，大黄红花及桂枝，牛膝羌活如神剂。（十味）

胁痛

〇胁痛在左者，肝经受客邪，或怒或跌闪，活血顺气佳。

疏肝饮内用芎归，柴胡白芍与青皮，桃仁红花并枳壳，黄连吴茱炒用之。（九味）

〇胁痛在右者，肝经邪入肺，不食腹胀满，推气为良剂。

推气散内片姜黄，桂心枳壳炒去瓤，更入五味炙甘草，加上陈皮半夏良。（七味）

〇左右胁俱痛，肝火木气实，平肝把气调，一服痛即失。

柴胡芎归汤白芍，木香附子并枳壳，青皮甘草与砂仁，龙胆草入生姜佐。（十二味）

当归龙荟酒煨黄，青黛黄连栀子藏，各用五钱为细末，木香减半麝香微，神曲糊丸梧子大，每吞三十用姜汤。（九味）

一方加柴胡五钱，青皮一两，尤妙。

臂痛

〇臂痛是湿痰，横行于经络，除湿化痰症，此治真的确。

二术汤中苍白术，南星半夏与香附，酒芩羌活威灵仙，陈

皮茯苓甘草助。（十一味）

背痛

○背心一点痛，痰气之所聚，顺气化痰涎，三方同一剂。

三合汤中枳桔苍，茯连芎芷半苏羌，僵蚕甘草并香附，麻黄乌药共干姜。（十六味）

○两肩皆作痛，回顾不可得，气郁太阳经，痰涎多滞塞。

加味豁痰二陈汤，海桐枳桔片姜黄，苍术川芎赤芍药，栀子香附最为良。（十三味）

痛风

○遍身骨节四肢痛，血气风湿痰火并，谓之白虎历节风，审察病机药有应。

羌活汤内用当归，黄芩苍术与陈皮，芍药木香香附草，茯苓半夏总相宜。（十一味）

○遍身忽壮热，骨节作疼痛，此是感风寒，汗出如风送。

解表升麻汤防风，柴胡藁本苍术同，羌活麻黄甘草入，陈皮当归共有功。（十味）

○遍身若冷痛，此症属虚寒，若还用温散，何愁病不安。

加味五积散（方见中寒，依本方加羌活、独活、穿山甲，随所痛取甲，烧存性一钱，麝香少许，同煎服）

○两手痛麻木，风痰气所触，祛风更豁痰，一服如神速。

祛风豁痰用归芎，芩连桔梗羌防风，白芷苍术星半夏，桂枝甘草总相同。

中医非物质文化遗产临床经典读本

○两足痛麻木，湿热两相逐，但把湿热除，不须忧病笃。

除湿清热苍白术，半陈归芍川牛膝，茯苓黄柏威灵仙，桃仁红花甘草人。（十三味）

三分散治寒湿气，四肢骨节疼痛剧，苍术草乌甘草研，每各一分酒调吃。（三味。草乌煮熟去黑皮）

脚气

○属太阴湿土，麻是风，痛是寒，肿是湿。（脚肿名湿脚气，不肿名干脚气）

○脚气初发时，一身尽作痛，宜先导其滞，然后随症用。

羌活导气汉防己，大黄酒炒并当归，更有独活兼枳实，水煎空心服下宜。（六味）

○脚气作肿痛，湿热身沉重，四肢骨节疼，服之无不中。

当归拈痛苦人参，升葛羌防猪茯苓，知母苍白术甘草，黄芩泽泻与茵陈。（十六味）

一妙苍四柏二两，归防膝鲜熟地黄，各秤一两为细末，酒丸引用姜盐汤。（七味）

神仙飞步芍芎归，生地苍牛膝杜知，瓜蒌芩连陈一两，黄柏酒炒二两随，威灵防己风羌活，桃仁红花七钱齐，肉桂三钱酒糊药，空心盐汤送下之。（二十一味）

癞疝

○牢急者生，弱急者死。

○疝气本肝经，湿热郁于中，寒气束于外，所以痛不通。

神效汤中玄胡索，木香香附川乌佐，苍砂栀子益智仁，吴茱小茴当归剉。（十二味）

○疝气发寒月，寒邪入膀胱，急须用温散，疼痛自然安。

加味五积散（方见中寒，依本方加玄胡索）

○疝气发暑月，暑气入膀胱，清热利水道，一服立安康。

加减香苓棱莪术，陈枳苍麻通滑石，玄胡川楝与车前，香附泽泻甘草入。（十七味）

木香金铃没乳香，参附玄茴全蝎藏，等份为末酒丸药，空心百丸酒下良。（九味。治疝气之总司也，宝之）

文蛤即倍子，烧存性为末，好酒调二钱，痛气立可遏。

灸法

○治偏坠气。

蓖麻子，一岁一粒，去皮研烂，贴头顶囟上，却令患人仰卧，将两掌相对，以带子绑住二中指，于两指合缝处，艾麦粒大灸七壮，立时上去。

涎龄固本丹（方见诸虚，治久年疝气，服之除根）

痿躄

○痿者上盛而下虚，其人能食不能行，内伤气血两虚损，必须养卫与滋荣。

参归养荣熟地黄，白术茯苓白芍良，陈皮知柏破故纸，牛膝杜仲甘草详。（十三味）

清燥汤黄连柏苍，麦门五味子生黄，猪苓泽泻神曲末，茯苓补中益气汤。（十七味）

加味四斤菟苁蓉，天麻牛膝木瓜同，鹿茸熟地五味子，等

份蜜丸酒下冲。（八味）

消渴

○脉数大为顺，沉细为逆。

○上消属肺中消胃，下消肾水皆虚致，大生血脉补阴虚，自有津液来相济。

缲丝汤治三消渴，蚕茧壳丝煎汤啜，能泻膀胱伏下火，善引阴水往上彻。

黄连地黄汤用参，五味天花白茯苓，麦门当归白粉葛，甘草竹叶枣姜寻。（十味）

生津养血四物汤，知柏薄连生地黄，麦门乌梅石莲肉，天花甘草水煎尝。（十四味）

神白散（即益元散。方见中暑，治真阴素被虚损、多服金石等药，或嗜炙爆咸物，遂成消渴，用温水调服。或大渴欲用冷者，新汲水尤妙）

秘方得效治三消，用退雄鸡汤一瓢，将来澄清细细饮，能医消渴免人愁。

善治三消渴，天粉四两末，井水八（入）碗调，饮之如活泼。

六味地黄丸（方见诸虚，治心肾不交，消渴引饮。依本方加麦门冬、五味子）

痉病

○痉病气血虚，风痰所致之，头项身强直，摇头动四肢，背反卒口噤，身热足寒随。无汗若开目，刚痉属阳衰；有汗若闭目，柔痉属阴亏。诸般发痉病，百用养荣医。

参归养荣熟地黄，川芎白芍正相当，白术茯苓去皮剉，连皮甘草枣生姜。（九味）

浊症

○小便下赤浊，心经有虚热，左寸脉短小，口苦咽干渴。

清心莲子草黄芩，地骨车前赤茯苓，人参麦门冬可服，黄芪九味药温平。

○小便出白浊，肾经有虚寒，药宜滋肾气，温散保平安。

萆薢饮中益智仁，菖蒲乌药白茯苓，甘草五钱各一两，入盐同服用空心。（六味）

○小便赤白浊，湿热内伤着，水火不分清，分清病自却。

水火分清枳麻黄，萆薢饮子共煎汤，猪苓泽泻车前子，术陈半水酒煎尝。（十三味）

○瘦人赤白浊，元①来是虚火，降火要滋阴，自然得安妥。

滋阴降火汤（方见虚劳，依本方加白术、萆薢、牛膝、山栀、萹蓄，去芍药）

○肥人赤白浊，是湿痰流下，渗入膀胱中，须把湿痰化。

二陈汤（方见痰饮，依本方加苍术、白术、人参、当归、生地、麦门、山栀、黄柏、萆薢、牛膝、萹蓄）

---

① 元：通"原"。

遗精

○遗精白浊，当验于尺，结芤动紧，二症之的。

○心中有所慕，梦与人交泄，君火相火随，养血清心热。

保精汤内归芎芍，生地黄柏知母佐，栀连牡蛎炒干姜，麦门石枣沙参剉。（十三味）

清心汤内地黄连，茯神远志与人参，当归酸枣石莲肉，甘草减半水同煎。（九味）

○无梦精自出，此是精遗滑，内因心肾虚，大补真良法。

养心汤内石莲肉，辰砂远志草龙骨，莲蕊芡实天麦门，酸枣车前桔梗入。（十二味）

○虚劳瘦弱人，阴虚相火动，夜梦即遗精，滋补频频用。

○梦遗日久，元气下陷，升提肾气，归原无患。

归原散用参苓术，知柏升陈芎芡实，莲须酸枣志麦冬，枸杞石枣并莲肉。（十六味）

白粉知柏童便炒，蛤粉牡蛎山药妙，等份烂饭捣为丸，空心酒下为切要。（五味）

淋证

○五淋膀胱蕴蓄热，气砂血膏劳之别，皆因酒色劳力伤，肾经亏损有虚热。

必效散当归麦冬，生地山栀滑木通，牛枳知母炒黄柏，萹蓄赤苓甘草同。（十三味）

海金沙散酒当归，大黄牛膝木香宜，雄黄等份为细末，酒

调钱半效神奇。（六味）

八正车前与瞿麦，萹蓄滑石山栀仁，大黄木通入甘草，热淋逢之效若神。（八味）

六味地黄丸（方见诸虚，治小便淋沥不通，倍茯苓、泽泻）

关格

〇关格上下不相通，欲降不降升不升，饮食不下气横格，多因痰气郁中停。

槟缩二陈白茯苓，陈皮贝母瓜蒌仁，苏子厚朴抚芎草，木香沉香香附寻。（十三味）

遗溺

〇膀胱不约为遗溺，小便不禁不觉出，心肾二气有所亏，传送失度致此疾。

参芪汤里用升麻，茯苓当归熟地加，白术陈皮厚肉桂，益智甘草最堪夸。（十一味）

〇小便不禁，有虚有热，虚则补虚，热则清热。

〇虚宜。

加减四物归生地，芎芍猪苓泽泻桂，白术茯苓五味子，石枣去核十一味。

〇热宜。

加减解毒用黄连，黄柏栀子茯苓先，猪苓泽泻并白术，山茱五味水煎同。（九味）

小便闭

○鼻头色黄，小便必难，脉浮弦涩，为不小便。

○小便闭不通，多因是热结，清热利水道，服之如神捷。

猪苓汤内滑木通，泽泻车前草麦冬，牛膝枳壳并萹蓄，瞿麦黄柏共收功。（十二味）

通关酒倍知黄柏，各秤二两分明白，肉桂一钱熟水丸，空心百丸水下得。（三味）

小便闭涩不堪言，唯用儿茶末·钱，扁竹煎汤来送下，霎时溲溺涌如泉。

大便闭

○属阳明燥金，主血少，津液涸竭，故燥涩不润滑也。脉滑数为顺，微细为逆。

○大便实热闭，因食辛热味，活血润大肠，清热可通利。

润肠汤中生熟地，火麻桃杏与当归，枳壳黄芩川厚朴，大黄甘草水煎之。（十味）

通幽润燥汤桃仁，生熟地黄当归身，红花升麻炙甘草，大黄煨炒火麻仁。（九味）

大便不通腹胀满，大黄研末三钱管，五钱皮硝一处和，烧酒调服只一碗。

大小便闭

〇大小便闭结，脏腑有实热，前后要清凉，通利无他说。

防风通圣散（方见中风，治大小便不通）

铁脚丸子用皂角，去皮子炙研细末，酒糊丸用三十丸，酒下二便即通活。

颠倒大黄用六钱，滑石牙皂减半研，大便小便不同用，临时对症可加添。

上为末，黄酒送下。如大便不通，依前分两服之。如小便不通，大黄用三钱，滑石六钱，皂角如前。如大小便俱不通，大黄、滑石均分，皂角亦如前。

痔漏

〇脉沉小实者易治，浮洪而软弱者难愈。

〇痔有五种，牝、牡、脉、肠、气是也。

〇痔疾因何致，酒色气风食，燥湿与风热，肿痛未破是。

黑白散内二牵牛，为末钱半入猪腰，纸裹火煨空心服，打下脓血立时消。

当归连翘汤地榆，荆防白芷草山栀，阿胶参术怀生地，芍药黄芩在后随。（十四味）

秦艽苍术汤大黄，桃仁泽泻与槟榔，黄柏防风归皂子，痔疮服之免受殃。（十味）

痔疮肿痛有仙方，赤芍芩连蒸大黄，枳壳连翘各等份，水丸百粒用清汤。（六味）

外宣花椒葱头艾，五倍皮硝马齿菜，箭根煎水频熏洗，连洗数次立可瘥。（七味）

〇痔破溃为漏，脓血出于窍，湿热久生虫，攻补兼施妙。

神雷汤中归大黄，芜荑鹤虱枳芩防，茄子蝉蚕龟鳖甲，木贼皂刺是仙方。（十五味）

痔漏原来有秘方，芎归白芍与生姜，芩连荆芥乌梅子，槐角升麻并枳防。（十二味）

五九散内牵牛黄，倍子莲须一两强，矾红当归五钱入，没药乳香一钱良，黄连三钱共为末，五分加至九分当，牙猪肉汤加酒和，空心五服见神方。

脏连六两怀生地，四两山药黄连萸，牡茯知柏槐三两，参花泽皂二两归，猪脏入药蒸糯饭，药肠须捣烂如泥，丸如梧子服百粒，空心汤下痔漏宜。（十四味，前乃山茱萸、槐角、天花粉是也）

三补丸中赤白茯，没药二两各秤明，故纸四两石白捣，酒浸春秋日三平，秋浸二日冬五日，取出笼蒸晒干成，研末酒糊梧子大，空心五十酒吞灵。（痔漏神方）

悬痈

〇悬痈生谷道，初发甚是痒，日久肿如桃，速治消不长。

将军散内大黄煨，白芷贝母甘草擂，等份二钱酒调服，当归虚弱可加来。（五味）

脱肛

〇肺脏若虚寒，肛门即脱出，升补元气回，此是真仙术。

提气散内芍当归，升麻柴胡与参芪，白术羌活炙甘草，炒干姜治肺寒虚。（十一味）

洗法，白矾五倍到，水煎温洗荷叶托，或用死鳖头烧灰，敷于肛上即安乐。

诸虫

〇脉沉实者生，虚大者死。

〇人之肠胃中，湿热久生虫，虫名难悉载，总用遇仙攻。

遇仙四两黑牵牛，莪术槟榔拣去油，更有三棱茵陈穗，各用五钱为末留，皂角五钱将水煮，水糊丸子晒干收，每服三钱茶送下，服时须用五更头。

使君槟榔各一钱，雄黄五分细细研，苦楝汤下二钱末，能杀诸虫病可痊。（三味）

五仙四两大黄先，皂角雷丸苦楝根，各秤一两木香减，酒糊丸子用茶吞。（五味）

上木香只用一钱。

腋臭

体气有奇方，田螺生一个，用水养三日，揭去螺靥恶，巴豆仁一枚，胆矾一豆大，麝香用少许，研末入螺着，线拴放瓷器，次日化水沫，须在五更时，将药用手抹，频抹不住手，直候大便破，臭粪埋坑中，勿令人知觉，枯矾用一两，蛤粉五钱佐，樟脑末一钱，少许频擦过，永拔去病根，方显灵丹药。

乌龙归茯生地黄，石莲枸杞一两强，乳香木香莲须蕊，青木香黑五钱良，丁香三钱脑分半，荷叶陈米饭瓦藏，麝香酒化为衣用，酒入砂仁临卧尝。

收工保后用参归，生地乳没木桂宜，麝香八味酒浸过，良姜白芷青陈皮，麻黄枳壳并甘草，水煎出汗始为奇，外用椒矾各一两，研末擦腋紧相随。

妇人

○妇人属阴多性执，有事不发只内郁，十病九因气恼生，血凝气滞成诸疾。

分心气饮（方见诸气，治妇人因气恼成诸病，宜依本方加枳壳、桔梗、木香、槟榔、香附、乌药）

○经水先期来，血虚中有热，清热补血虚，经调可对月。

清经四物生地黄，艾叶阿胶黄柏凉，知母条芩香附子，黄连甘草不须姜。（十三味）

○经水已过期，不来又作痛，血虚中有寒，养血经自动。

通经四物汤熟地，桃仁红花厚肉桂，莪术苏木并木通，香附甘草同一例。（十二味）

○经水正将来，腹中阵阵痛，血实气滞凝，顺气清热中。

清热四物用生地，桃仁红花牡丹皮，黄连香附玄莪术，发热柴芪可用之。（十四味）

○经水忽着气，心腹腰胁痛，此乃瘀血凝，消瘀药堪用。

顺气散瘀玄胡索，当归川芎白芍药，桃仁红花生地黄，莪术青皮白水佐。（九味）

○经水过期来，紫黑成血块，气郁血滞凝，疗之宜通快。

通快四物用生黄，桃仁红花香附藏，牡丹青皮玄胡索，甘草十一味煎汤。

○经水过期来，色淡多属痰，化痰并活血，可以保安全。

活血化痰汤，芎归生地黄，白芍陈皮半，茯苓甘草良。

○经水来过多，日久不见止，此乃成血崩，补血凉血治。

阿胶四物用生地，白术条芩与地榆，荆芥茯苓香附子，山栀甘草共相随。（十四味）

○经水行过后，腹中常作痛，气血两空虚，温补须珍重。

调养熟地黄，芎归白芍姜，人参并白术，甘草茯苓良。（九味）

○经水去过多，久而不见止，遍身发肿满，健脾把水利。

健脾四物术茯苓，苏朴猪通草砂仁，大腹木香玄胡索，香附牛膝并红陈。（十八味）

○经水久不行，发肿实堪惊，多是停瘀血，渗入在脾经。

芎归白芍与干姜，桃仁红花桂木香，香附牛膝玄胡索，丹皮枳朴共煎汤。（十四味）

○经水久不通，腹胁块作痛，癥瘕血结聚，慢慢与消镕。

桃仁红花厚肉桂，香砂乳木并芎归，牛膝枳实玄胡索，小茴厚朴牡丹皮。（十五味）

○经水错妄行，口鼻往上出，火载在血上，久乃成虚怯。

犀角阿胶牡丹皮，芎归白芍与山栀，黄芪生地陈皮入，麦门白茯任君施。（十二味）

○经行浑身痛，寒热头疼重，触经感冒时，速把风寒送。

加味五积散（方见中寒，依本方去干姜，加羌活、独活、牛膝、姜、葱煎服）

○经水久不调，腹痛下白带，淋沥久不止，肌瘦气血惫。

大补经中八物汤，玄胡官桂小茴香，砂仁阿胶沉香附，黄

芪陈皮吴茱良。（十七味）

经闭

○经水久不通，虚实不相同，虚弱宜专补，壮盛要兼攻。

○实宜。

通经四物用生黄，苏木红花枳壳良，厚朴乌梅并枳实，大黄黄芩官桂详。（十三味）

通经斑蝥二十个（粝米炒过），四十九个生桃仁，大黄五钱丸入酒，七丸酒下用空心。（三味）

助经丸用乳木①茶，葱白巴豆五分佳，斑蝥五个捣一弹，绵裹绳系送阴家。（六味）

经水久不通，托盘科②数根，酒煎空心服，汗出经如泉。

经水久不通，生地大黄同，三钱研细末，好酒下心空。

经水久不通，四两蒸大黄，五钱血竭没，为末水丸良。七十用何引，红花四物汤。

○虚宜。

通经调气四物宗，香附黄芩黄柏同，柴胡丹皮知母炒，牛膝红花桃仁功。（十味）

养真汤内四物主，香附陈皮知益母，茯苓小茴山茱萸，久服自然有滋补。（十一味）

六味地黄丸（治妇女经闭不通、发热、痰嗽、吐血等症，依本方加木香、当归、桃仁、红花，久服奏效）

---

① 木：《古林本立堂刻本》作"没"。

② 科：疑"稞"字之误。

血崩

〇崩漏之为病，乃血之大下，稍久属虚热，清补不须怕，日久属虚寒，温养真无价。

〇血崩初起，乃属虚热，清热补虚，血可止歇。

秘方天灵盖，将来烧存性，二钱温酒调，一服如神应。

荆芥四物汤，香附子相当，地榆加入内，一服见神方。（八味）

〇血崩日久，乃属虚寒，健脾生血，可保平安。

益母汤内炒阿胶，四两陈皮香附炒，白术条芩甘草入，玄参蒲黄不须抛。（十五味）

胶艾四物用蒲黄，黄连黄芩栀子良，生地地榆并白术，甘草同煎果妙方。（十四味）

〇经水不止，赤白带下，产后胎前，恶物痢泻。

当归茯芍术芩连，艾叶槐子各五钱，黄柏龙木各一两，木香二钱半其研，为末水丸每百粒，米汤送下病皆瘥。（十一味）

余方附后

血崩久不止，何首乌一两，甘草用些须，黄酒煎熟放，再入小蓟汁，服之如影响。

血崩久不止，一两炒灵脂，香附二钱炒，六钱当归尾，研末每二钱，空心黄酒吃，或用米醋丸，醋汤五十止。

血崩久不止，黑豆烧尽烟，二钱黄酒和，一服立安然。

血崩久不止，管仲烧存性，为末黄酒调，服之立有应。

血崩久不止，小前①捣取汁，童便酒调和，服之病如失。

血崩久不止，漆烧灰三钱，五灵脂豆大，研末黄酒吞。

---

① 前：疑为"蓟"字形近之误。

血崩久不止，柿饼烧二钱，空水①熟水下，神效不虚传。

带下

○妇人带下，宜迟滑，忌虚浮。

○赤白带下气虚弱，湿痰渗入在膀胱，头晕腰酸眼花暗，四肢无力补虚良。

玉仙散用炒白芍，干姜香附一两剉，甘草研末五钱生，空心三钱酒下药。（四味）

加减六合汤，二陈四物当，黄柏知贝母，椿根白术良。（十三味）

○赤白带下，脐腹冷痛，下焦虚寒，温补当用。

加味五积散（方见中寒，依本方去麻黄，加香附、吴茱萸、小茴香。一方加乳香、没药各二钱半，乌药一两，米糖一斤，好酒煮吃）

余方附后

白带腹痛寒凉，胡椒硫黄丁香，等份一钱细末，入在鸡子潜藏，纸裹火煨透熟，细嚼酒下安康。

白带久不止，二两白茯苓，石灰研一两，水丸水下灵。

白带久不止，硫黄末五钱，三钱乌梅肉，同捣烂为丸，每服五七粒，空心温酒吞。

白带久不止，黄荆子炒研，空心米饮和，每服二三钱。

赤白带不止，倍子桃仁炒，等份为细末，烧酒调服好。

---

① 水：《古林本立堂刻本》作"心"。

虚劳

○妇人虚劳，右寸数者危也。

○虚劳痰嗽骨蒸热，阴虚火动妄行血，治宜养血健胃脾，清痰降火开郁结。

○妇人吐血，渐成劳怯，止血补阴，乃是良诀。

清肺饮子四物汤，天麦知贝与蒲黄，前胡阿胶陈槟草，薄荷黄芩藕节良。（十七味）

○虚劳热嗽，痰喘有汗，心脾两虚，滋补勿缓。

滋阴至宝芍当归，茯苓白术草陈皮，薄荷柴胡知贝母，香附地骨麦门宜。（十三味）

○虚劳热嗽，痰喘无汗，化痰清火，心虚可断。

茯苓补心前胡参，紫苏半夏当归身，甘草陈皮川芎芍，地黄熟用枣姜煎。（十一味）

六味地黄丸（方见补益，治妇女虚劳之要药也）

○虚劳热嗽，有汗者。逍遥散内术茯苓，白芍当归柴胡匀，甘草炙过五分许，煨姜薄荷服如神。（加丹皮、炒栀子，名加味逍遥散）

求嗣

蟊斯秘诀

三十时辰两日半，二十八九君须算，落红将尽是佳期，金水过时徒霍乱，徒霍乱兮枉费功，树头树尾觅残红，解得花芳能结子，莫愁后代继前踪。

结胎受形

洞里桃源何处寻，都来一寸二分深，交欢之际君须记，过却区区枉费心。

虚实论

他虚我实效乾坤，以实投虚是的真，总是两家皆寡欲，佳期相值始相亲。

占男女诀

双岁是双单是单，乾坤爻位两头安，中间正位玄机事，产女生男在此间。

○妇人无子嗣，多因经不调，经调交必孕，种德[1]养根苗。

调经种玉是仙方，陈茯芎归芍地黄，香附吴茱索牡丹，虚加熟艾桂干姜。（九味，剉，四剂，生姜水煎，空心温服，渣再煎服，待经至之日服起，一日一剂，药尽则当交媾，必成孕矣）

○肥人是痰盛，躯脂多满溢，闭塞于子宫，消痰养血气。

清痰养血四物汤，白术陈皮半夏良，茯苓枳实并香附，甘草砂仁竹沥尝。（十二味）

○瘦人是火盛，子宫多干涩，补血与清热，调经为至诀。

清燥养血四物宗，人参茯苓香附同，生地黄芩山栀子，陈皮甘草共收功。（十二味）

○妇人子宫冷，气血多虚惫，调经补下元，嗣续衍宗派。

先天归一参苓术，芍地归芎草牛膝，陈半砂附牡丹皮，大补诸虚成孕育。（十四味）

六味地黄丸（方见补益，治妇人血虚无子，加香附子二两、童便炒、当归二两酒洗）

---

① 德：《古林本立堂刻本》作"得"。

妊娠

○妊娠之脉如何认，要辨阴阳衰与盛，阴阳俱盛滑而和，两手调匀数相应，其人能食身无苦，容饰如常是妊定，脉来左盛是男形，右手偏洪是女孕，孕真带呕头昏闷，此是停痰恶阻病，急宜正胃与消痰，固血安胎全两命，若还腰腹俱胀痛，日晚咽干潮热剩，多眠恶食倦昏疲，此属经凝却非妊，大纲孕脉类如此，在意消详审安静。

○妇人妊娠，脉宜洪大，忌沉细。

○经脉不行，已经三月，尺脉不止，是胎无惑。

验胎散内用川芎，艾汤调服一钱重，有孕腹中觉微动，不动是孕经不通。

○妇人有胎，须要防堕，养血健脾，清热无过。

安胎散内益母草，当归川芎香附炒，芩连白术生地黄，苏梗砂仁甘草好。（十味）

○妊娠恶阻，恶心呕吐，阻其饮食，调理胃土。

调胃汤中炒神曲，归芍陈皮并香附，藿香砂仁白茯苓，半夏白术甘草付。（十味）

○妊娠子烦，烦躁闷乱，胆怯心惊，虚亦可断。

竹叶汤黄芩，防风白茯苓，麦门去心净，五味药通灵。

○妊娠子痫，目吊口噤，痰涎潮搐，头项强甚。

羚羊角散白茯苓，芎归防风酸枣仁，茯神五加皮薏苡，独活木香甘草真。（十二味）

○妊娠子悬，心腹胀痛，胎气不和，致生诸症。

紫苏饮内归芎芍，人参大腹陈皮佐，甘草剉散姜葱煎，胎前出入加减着。（八味）

○妊娠子肿，面目虚浮，肢体肿满，用药立消。

茯苓汤中用泽泻，芎归芍地应无价，茯苓白术麦门冬，厚朴栀子条芩下。（十二味）

○妊娠子气，两足浮肿，脾衰水盛，喘闷上壅。

天仙散内用台乌，香附陈皮并紫苏，更有香附与甘草，生姜煎服病即除。（七味）

○妊娠子淋，小便频数，赤少涩痛，下焦火烁。

子淋散内用木通，赤苓大腹麦门冬，甘草再加淡竹叶，空心一服可收功。（五味）

○妊娠转胞，小便不出。子淋相类，治之毋忽。

五苓散（方见中暑，依本方加阿胶炒）

○妊娠胎漏，腹痛下血，养血安胎，健脾清热。

芎归各五钱，剉散好酒煎，临服入童便，一剂病当痊。

胶艾四物汤，条芩白术强，砂仁香附子，糯米共煎尝。（十味）

○妊娠胎动，因事筑磕，恶露下血，口噤欲绝。

佛手散当归，川芎益母宜，水煎入酒服，一剂见安危。

○妊娠临月，用药达生，多投几剂，易产安宁。

达生散内当归芍，人参白术陈皮佐，紫苏甘草大腹皮，或加砂仁并枳壳。（十味）

○孕中口噤，忽然吐沫，不省人事，语言昏错。

清心豁痰四物汤，二陈加入最为良，麦门远志菖蒲等，竹茹还用水生姜。（十二味）

妇人鬼胎如抱瓮，吴茱川乌须制用，柴胡秦艽白僵蚕，蜜丸七粒用酒送。（五味）

产育

○临产莫怆惶，从容立主张，慎勿使手取，用药要安详。

○生产难分娩，飞金五七片，温水研服之，母子立相见。

济生药治产艰难，芎归枳壳紫苏攀，香附大腹皮甘草，立时产下见欢颜。（七味）

催生立应冬葵子，芷芍芎归大腹皮，牛膝车前并枳壳，水煎入酒立生儿。（九味）

香桂散能下死胎，白芷肉桂三钱该，三分麝香同研末，童便酒调服下来。（三味）

柞木饮子用生枝，甘草些须水煮之，立候产母腹痛甚，温投一服见神奇。

巴三草七脱衣裳，细研如泥入麝香，捏作饼儿脐下贴，须臾子母即分张。（三味）

胞衣不得下，产母元气虚，芎归倍官桂，温之下片时。（三味）

脱衣汤用川牛膝，归尾木通白滑石，冬葵子或加枳壳，水煎温服保安吉。（六味）

○产妇面赤舌色青，母活子死必然情，面青舌青沫又出，母死子活实堪惊，唇口俱青子母死，临时审察要分明。

产后

○新产之脉缓滑吉，实大弦急死来侵。

○产后诸疾，以末治之，大补气血，对症详施。

芎归调血茯陈姜，香附台乌熟地黄，白术牡丹益母草，产后诸疾服之良。

○产后晕倒，不省人事，眼黑耳鸣，虚损之极。

加味佛手散，芎归荆芥穗，等份用水煎，入酒童便对。

〇产后恶露，上攻心腹，或作眩晕，寒热交互。

益母保命方，益母草煎汤，加入童便酒，恶露下行良。

〇产后去血多，或下流不止，头晕眼黑暗，口噤不能语。

苏危汤内炒干姜，川芎当归熟地黄，人参荆穗灯烧过，水煎童便可加尝。（六味）

〇产后恶露，心腹刺痛，久积瘀血，儿枕通用。

失笑散内五灵脂，蒲黄炒各一钱宜，研末醋熬为膏子，白汤化服有神奇。（二味）

黑神服^①用熟生黄，赤白芍蒲灵附姜，玄归棕灰^②各一两，五钱沉香与乳香，研末二钱童便酒，胎前产后服之良。（十三味）

上治胎前产后十八症如神。

乳病

〇乳汁不通，气血壅盛，脉涩不行，滞而成病。

通草汤中用连翘，桔梗柴胡瞿麦饶，青皮白芷天花粉，赤芍木通甘草苗。（十一味）

〇乳汁不通，气血不足，因而涩少，补虚效速。

王不留行散木通，当归白芍与川芎，生地天花各等份，猪蹄煎汤药有功。（七味）

胡桃去皮用十个，捣烂一钱山甲末，黄酒调服只片时，来如泉涌堪止渴。

〇吹乳乳痈，血脉凝注，初宜葱熨，久要消毒。

生葱捣一饼，摊在患乳上，火罐覆葱饼，汗出即无恙。

① 服：疑为"散"字之误。
② 灰：疑为"炭"字形近之误。

夜明蜘蛛用三个，红枣三个夹炒过，嚼吃烧酒送下咽，已成未成立消破。

吹乳肿硬痛，螃蟹盖炒用，研末每二钱，黄酒把药送。

一方[①]贝母、白芷二钱末，酒吃。一方牙皂，蜜炙为末，酒下去。一方白丁香末二钱，酒服止。

消毒饮中金银花，瓜蒌贝母皂刺佳，天花白芷当归尾，甘草山甲共堪夸。（九味）

上治吹乳、乳痈殊效。

〇妇人乳岩，始有核肿，状如棋子，不痛不痒，疏气行血，急治影响，日久成疮，疗难勉强。

一十六味流气饮，芎归芪芍桂槟参，枳桔防风乌药草，厚朴苏芷木香真。

---

① 方：原无，依体例加，后两个"方"字同。

卷之四

小儿科

入门审候歌

观形察色辨因由，阴弱阳强发硬柔，若是伤寒双足冷，要知有热肚皮求，鼻冷便知是疮疹，耳冷应知风热证，浑身皆热是伤寒，上热下冷伤食病。

五指梢头冷，惊来不可当，若逢中指热，必定是伤寒，中指独自冷，麻痘症相传，女右男分左，分明仔细看。

观面部五色歌

面赤为风热，面青惊可详，心肝形此见，脉证辨温凉，脾怯黄疳积，虚寒㿠白光，若逢生黑气，肾败命须亡。

小儿三岁以下，有病

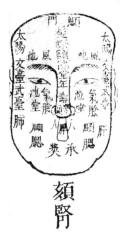

图 1 颏肾图

下颏属肾水北，左腮属肝木东，额上属心火南，鼻准属脾土中，右腮属肺金西

95

须看男左女右手，虎口三关。从第二指侧看，第一节名风关，第二节名气关，第三节名命关。辨其纹色，紫者属热，红者属寒，青者惊风，白者疳病，黑者中恶，黄者脾之困也。若现于风关为轻，气关为重，过于命关则难治矣。

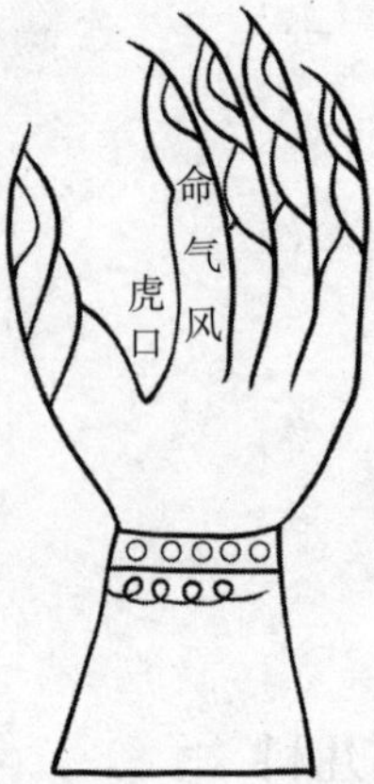

三关脉纹主病歌

紫热红伤寒，青惊白是疳，黑时因中恶，黄即困脾端，青色大小曲，人惊并四足，赤色大小曲，水火飞禽扑，紫色大小曲，伤米面鱼肉，黑色大小曲，脾风微作搐。

手指脉纹八段锦

小儿至三岁以上，乃用一指按寸关尺三部，常以六七至为率，添则为热，减则为寒，浮洪风盛，数则多惊，沉迟为虚，沉实为积。

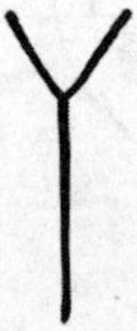

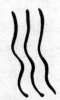

图2 虎口三关脉纹之图
风关第一节寅位。气关第二节卯位。命关第三节辰位。虎口手叉处是也

图3 鱼刺形图
鱼刺形，主惊风痰热

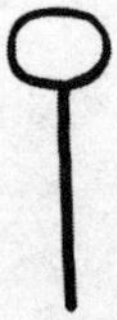

图4 悬针形图
悬针形，主伤风泄泻积热

图5 水字形图
水字形，主食积咳嗽惊疳

图 6　乙字形图

乙字形，主肝病惊风

图 7　环形图

环形，主疳积吐逆

图 8　虫形图

虫形，主疳虫大肠秽积

图 9　珠形图

珠形，主死

图 10　乱纹图

乱纹，主虫

小儿脉法总歌

小儿有病须凭脉，一指三关定息数，迟冷数热古今传，浮风沉积当先识，左手人迎主外证，右手气口主内疾，外候风寒暑湿浸，内候乳食痰积致，洪紧无汗是伤寒，浮缓伤风有汗液，浮洪多是风热盛，沉细原因乳食积，沉紧胸中痛不休，弦紧喉间作气急，急促之时痘疹生，紧数之际惊风至，虚软慢惊作瘛疭，紧实风痫发搐搦，软而细者为疳虫，牢而实者因便闭，脉芤大小便中血，虚涩有气兼惊悸，滑主露湿冷所伤，弦急客忤君须记，大小不匀为恶候，二至为脱三至率，五至为虚四至损，六至平和曰无疾，七至八至病尤轻，九至十至病势极，十一二至死无疑，此决万中无一失。

小儿死候歌

眼生赤脉贯瞳仁，囟门肿起又作坑，指甲黑色鼻干燥，鸦声忽作肚青筋，虚舌出口咬牙齿，目多直视不转睛，鱼口气急啼不得，蛔虫既出死形真，手足掷摇惊过节，灵丹十救无一生。

鱼目定睛夜死，面青唇黑昼亡，啼而不哭是痛，哭而不啼是惊，嗞煎不安是烦，嗞哇不定是躁①。

小儿初生杂治

○小儿初生后，甘草并黄连，浓煎汁灌服，吐出秽恶涎。

○延生第一方，小儿脐带良，烧存性研末，朱砂减半量，二味和匀用，当归生地黄，煎汁调前药，令儿口内尝，次日下秽恶，痘毒永潜藏。

○涤秽免痘方，神仙真秘藏，经霜楝树子，升许水煎汤，元旦子时分，洗儿只令娘，自从洗过后，永不出痘疮。（洗时，父母只令一人知之，勿泄天机）

○小儿脐风肿痛，田螺三个捣用，入麝少许搭脐，须曳再易必中。

○脐风全蝎七个尾，七节火烤研极细，乳汁送与孩儿吞，头上汗出如手取。

○小儿夜啼声不歇，蝉蜕七个下半截，研末薄荷汤调和，入酒此须一同啜。

○小儿夜啼哭，灯花三颗足，乳调抹儿口，勿用去求福。

急惊

○急惊风症，牙关紧急，喘热涎潮，手足搐搦，窜视反张，风邪痰热，急惊属肝，有余之疾。

败毒散内加天麻，全蝎僵蚕白附佳，地骨真皮各等份，急惊原属外风邪。（十五味。即人参败毒散，方见伤寒，依本方十

---

① 躁：《古林本立堂刻本》作"燥"。

味，加上五味是也）

神功散一粒，朱砂一片雪，七个僵蚕三个蝎，不论急惊与慢风，药引须用生人血。（即乳汁）

小儿急惊发搐搦，喉中痰响目直视，芦荟面丸每五丸，灯心竹沥汤送去。

万亿丸（治急惊风，胸痞闷，腹胀痛。方见通治）

牛黄抱龙丸，胆星一两研，五钱真天竺，牛黄五分先，朱雄二钱半，麝珍琥一钱，甘草膏丸药，金箔作衣穿，每服二三粒，研化薄荷吞，急慢惊风症，痰嗽喘热痊。（九味）

慢惊

○慢惊风症，吐泻伤脾，肢体逆冷，口鼻气微，手足瘈疭，昏睡露睛，慢惊属脾，不足之证。

醒脾散内用茯苓，木香白附子人参，僵蚕全蝎天麻等，白术甘草炙相兼。（九味）

白术散（方见吐泻，治小儿吐泻，慢惊已作，加细辛、天麻、全蝎、白附子，殊效）

黄芪汤治慢惊风，甘草人参三味同，白芍一钱加入内，泻肝补肺有殊功。

紫金锭药木苓参，朱神脂乳各三钱，麝香一钱糕一两，丸弹金衣薄荷研。（九味）

混元丹（治慢惊风如神，方见通治）

慢惊慢脾，危恶症候，药力不到者，但看两脚面，中间陷处有太冲脉，即灸百会穴三五壮，炷如小麦大，灸后，仍与醒脾之剂调之。

灸法

○治小儿惊风。

男左乳黑肉上，女右乳黑肉上，周岁灸三壮，二三岁灸五七壮，神效。

疳疾

○小儿脉单细为疳劳。

○虎口脉纹白色为疳。

○凡养小儿须戒性，酒肉油腻偏生病，生冷硬物凉水浆，不与自无疳癖疾。

消疳饮内炒黄连，白术茯苓白芍先，青皮泽泻山楂肉，甘草生姜枣共煎。（八味）

面黄眼肿肚腹胀，肚中一块或上下，小便白色大便溏，四君加入栀芜当。（六味）

小儿疳积腹如鼓，蛤蟆盐汤葱椒煮，每日须用四五故，吃到病好以为度。

肥儿参连曲麦楂，各用三钱半不差，茯苓甘炙三钱重，五钱胡黄莫要夸，使君去壳四钱半，芦荟二钱半煨佳，黄米糊丸米汤下，疳癖功效满天涯。（十味）

上芦荟用谷糠火煨透用之。

癖疾

○脉沉细为癖积。

○癖疾僻两胁，结块硬如铁，发热肌瘦黄，养正邪自灭。

净腑汤中用茯苓，棱莪猪泽半人参，柴胡白术黄芪等，山栀甘草胡黄连。（十三味）

抑肝扶脾术苓参，楂曲青陈柴黄连，龙胆甘草白芥子，癖块发热枣姜煎。（十二味）

治癖鸡子五个，五分阿魏无错，黄蜡锅内同煎，分作十服细嚼，空心温水送下，大便下血癖破。（三味）

小儿癖疾堪嗟，水红君子山楂，白术神曲五钱，减半木香麦芽，白面黄蜡水和，煎饼任用无差。（九味）

金蟾两个大蛤蟆，二两大黄为末加，半碗皮硝一处捣，绢袋盛贴在癖家。（三味）

至宝阿魏用二钱，天竺芦荟胡黄连，雄黄没药山甲炒，白草乌泡硇砂兼，沉香各用二分末，好①酒和药慢火煎，丸如豌豆每一粒，黄酒化下汗为痊。（十味。消癖退热如神。可暂服，不可久服）

乌金丸子遇仙传，白术人参用六钱，地骨棱莪水红子，黄连槟榔七钱研，琥珀胡连五钱等，芦荟百草伏龙全，三味三钱牛黄二，研末糯米糊作丸，丸如绿豆每三十，陈皮汤下伐癖根。（十四味。久服，癖根自拔，殊效）

癖患牙疳溃烂时，乳没茶轻烧象皮，象牙珍珠红褐子，海巴等份末搽之。（九味）

诸热

○小儿验诸热证。

○惊热恍惚频频叫，风热汗出通身热，积热颊赤口生疮，潮热有时发又歇，余热寒邪未尽除，壮热一向发不歇，癖热饮水嗽多痰，发如疟状为寒热，骨蒸盗汗热因疳，心躁不安不烦

---

① 好：《古林本立堂刻本》作"细"。

热，夜热暮发早又停，食热肚背先发热，虚热困倦气力衰，客热来去无时节，血热发在辰巳时，耳鼻尖冷乃疮热，诸热得之各有归，好随轻重为调摄。

○小儿诸热，蕴积热毒，先宜清解，后分虚实。

大连翘饮用防风，归芍车前滑草通，瞿麦荆芥牛蒡子，蝉蜕柴胡栀子同。（十五味）

五福化毒乌犀角，粉草朴硝三钱佐，生地赤茯牛蒡子，连翘玄参五钱剉，青黛二钱末蜜丸，薄荷汤化一丸药。（九味）

感冒

○小儿感冒，风寒鼻塞，痰嗽喘热，发表解厄。

参苏饮（方见咳嗽）

羌活膏用独活参，麻梗芎前各五钱，薄甘地骨三钱入，蜜丸弹子用姜研。（十味）

牛黄抱龙丸（治小儿伤风感冒，发热，昏睡，痰嗽，喘急。方见急惊）

伤食

○小儿伤食，肚腹胀痛，发热呕吐，消导可用。

万亿丸（方见通治）

太和散内用苏陈，香附山楂神曲并，麦芽枳术同甘草，食伤诸疾用之灵。（九味）

小儿面黄肌瘦，常服焦饼最妙，莲肉茯苓麦芽，山药神曲扁豆，薏苡甘草山楂，等份四两末候，每面一斤水和，烙熟饼来任嚼。（十味）

疟疾

小儿疟疾棉花根，每用三分要细研，搅入鸡清纸糊口，煨熟嚼吃疟当痊。

天灵散治疟，天灵火烧却，研末每五厘，黄酒调下药。

痢疾

小儿噤口痢，石莲为末细，每服一二钱，仓米汤调吃。

小儿痢疾最堪怜，细茶生姜川黄连，三味等份水煎服，不拘新久自安然。

吐泻

〇小儿吐泻，脾胃俱伤，或宜镇固，或用补良。

烧针丸子用黄丹，朱砂枯矾枣肉丸，每用针挑灯燎过，米泔研服立安然。（三味。此镇固之药）

白术散内用人参，藿香木香茯苓兼，更有干葛同甘草，小儿吐泻服之痊。（七味。此补脾胃之剂）

启脾丸用参苓术，山药莲肉一两足，楂陈泽草各五钱，蜜丸汤化空心服。（九味）

小儿患水泻，丹矾各五钱，葱白同捣烂，涂脐立安然。（二味）

咳嗽

小儿咳嗽吐红痰，天花人参等份研，每服五分蜜水和，服后人皆道有缘。

蜜梨噙方真切要，甜梨入蜜火煨透，令儿早晚细嚼吞，咳嗽痰喘如神妙。

喘急

小儿肺胀喘嗽，人多看作风喉，大黄槟榔二牵牛，人参分两等匀，五味研成细末，蜜水调量稀稠，毋①将一字下咽喉，胜用神针法灸。

小儿喉中痰喘促②，巴豆去壳捣为丸，绵裹男左女右鼻，须曳痰下免忧煎。

盗汗

小儿盗汗发潮热，柴胡胡连等份切，研末蜜丸芡实大，一丸水化酒少入，重汤再煮二十沸，待温食后和渣啜。

肥疮

小儿肥疮满头颅，将盐煅红白矾枯，五倍烧存性等份，研末漏灯油调涂，须把疮痂先洗净，只涂三次病根除。若医秃加乌龙尾，轻粉调匀也莫粗，秃前羊粪汤热洗，洗时宜早不宜晚，发物忌之功更效，茶童从此作金呼。

大凡痏疮，用鲜螃蟹，煎汤频洗，千金难买。

小儿头疮胎毒疮，五倍白芷各一两，花椒黄丹各五钱，枯矾三钱研末放，干则香油调和搽，湿则只用干掺上。（五味）

虫痛

小儿虫积腹痛，巴豆一枚去油，朱砂一粒研入，鸡子一个

---

① 毋:《古林本立堂刻本》作"每"，疑形近之误。

② 喘促:《古林本立堂刻本》作"满涎"。

开头，入药搅匀在内，纸糊水煎熟收，食之茶清送下，打下虫积便休。

发斑

○小儿身发斑，两足常红肿，脾经有风热，解散勿惊恐。

防风通圣去硝黄，酒炒黄连牛蒡良，研末一钱茶调服，祛风败毒是奇方。

外洗用芩连，防风薄荷先，白芷黄芪柏，煎汤洗自痊。

痘疮

○小儿痘疹何以知，腮赤眼胞亦赤时，呵掀喷嚏反[1]惊怖，耳尖手指冰如之，证作三日疮不见，升发之药不可迟，败毒葛根堪选用，解热表汗最为宜，寒凉之剂慎勿用，脏腑一动致灾危。

○三日发热，三日出痘，三日起胀，三日贯脓，三日收靥。

○三日发热，红点未见，急宜表汗，毒气即散。

加味败毒柴前胡，羌独荆防薄荷齐，枳壳桔梗天麻等，地骨川芎病可除。（十二味）

升麻葛根汤（方见伤寒）

○三日出痘，毒气太盛，密如蚕种，神功保命。

神功散内用参芪，白芍生黄柴草宜，前胡红花牛蒡子，甘草妙剂是卢医。（九味）

锦川经验化毒汤，紫草升麻甘草良，各秤五钱加糯米，黑陷不出是神方。（四味）

○三日起胀，顶陷不起，元气太虚，保元是宜。

保元汤中用拣参，黄芪甘草水姜煎，痘疮为主宜加减，大

---

① 反：《古林本立堂刻本》作"及"。

补真元病自痊。(三味)

〇三日贯脓，不贯是虚，大补气血，自然润肥。

内托散主是参芪，甘草梗朴芷芎归，木香防风厚肉桂，能补痘疮气血虚。(十一味。煎熟药，入人乳、好酒同服，此贯脓巧法也)

〇三日收靥，灰陷黑陷，白陷呕吐，表虚可见。

木香散内人参桂，半夏前胡大腹皮，诃子赤茯苓甘草，陈皮丁香十一味。

〇三日收靥，寒战咬牙，痒塌泄泻，里虚可嗟。

异功丁香及木香，茯苓人参白术良，陈皮当归肉豆蔻，厚朴附子桂生姜。(十二味)

回阳汤治痘寒虚，顶陷白泡痒塌齐，鹿茸酥炙须加倍，附子煨熟去皮脐。黄芪蜜炙当归酒，酒煎温服可苏危。若兼咳嗽并痰喘，南星加入即安之。

〇痘后余毒，聚于脏腑，身热腹痛，解毒为主。

五福化毒丹 (方见诸热，治痘后余毒如神)

牛蒡子饮用芩连，赤芍白附子玄参，羌活防风甘草入，前胡连翘用水煎。(十一味)

〇外毒肿痛，宜。

黑绿赤三豆，酸醋浸研浆，鹅翎刷患处，随手退去良。

治痘附余

发渴如烟起，红花或用子，牛蒡各等份，水煎服即止。

出汗多不止，三钱嫩黄芪，当归五钱重，酸枣一钱余，水煎用一服，止汗有神奇。

泄泻定中汤，沸汤泡黄土，雄黄末一钱，朱砂五分数，土汤加砂糖，温服泻即止。

浆行作痒者，内热风寒束，荆穗纸裹紧，灯烧点痒处，点下即放退，止痒如神助。

痘疔最恶毒，胭脂水浸浓，调入雄黄末，点入痘疔内。

收靥发热者，甘露回天汤，砂糖沸汤和，一服即安康。

痘疮靥已尽，忽然又倒发，雄黄研细末，酒煎患处刷。

灸法

治小儿痘后风。

男左女右手，中指以秆心，比三节一般长，放额中，与眉头相平，比至十一①秆心尽处是穴，艾灸三壮或五壮如神。

麻疹

〇麻疹初起，恶寒发热，咳嗽喷涕，解表甚捷。

升麻葛根汤（方见伤寒）

〇麻疹既出，为寒又没，急须消毒，慎之毋忽。

消毒饮内牛蒡子，荆芥防风甘草使，能解痘疹一切毒，再加犀角效无比。（四味）

痈疽

〇痈者大高起，属阳六腑生。疽者平内发，属阴五脏成。痈疽若未破，热药不堪行，痈疽既破溃，冷药未可轻。痈疽若初发，败毒散堪凭。痈疽若初溃，活命饮通灵。痈疽若破溃，内托可回生。

〇痈疽肿痛，病在初起，毒气要攻，发表通里。

---

① 十一：原作"土"，据《古林本立堂刻本》改，疑误。

荆防败毒羌独活，柴胡前胡并枳壳，连翘甘桔金银花，茯苓川芎薄荷佐。（十四味）

追风通气散白芷，木通赤芍草当归，何首乌茴香枳壳，酒水同煎治痈疽。（九味）

千金托里散连翘，归芍牡蛎大黄硝，金银皂角天花粉，黄芩十味不须饶。（十味）

○痈疽初溃，毒气还盛，攻补兼施，药须对症。

真人活命穿山甲，乳没陈芷金银花，归芍天花草皂刺，防风贝母酒煎佳。（十三味）

托里消毒芍归芷，金银天花粉陈皮，防风桔梗皂角刺，穿山厚朴与黄芪。（十二味）

经验神仙蜡矾丸，二两黄蜡三两矾，溶蜡为丸梧子大，二三十粒酒下痊。

芙蓉膏用叶，黄荆子同列，捣烂鸡清涂，留顶如手捻。（二味）

○痈疽既溃，气血亏损，大补血气，自然安稳。

千金内托用参芪，防风白芷并芎归，桔梗厚朴甘草桂，金银加上更为奇。（十一味）

十全大补汤（方见诸虚，治痈疽溃后，大补气血。此收万全之功也）

三神陈醋一碗半，蓖麻四十九个齐，好盐一撮锅熬滚，槐搅熬膏涂四围。（三味）

敛疮止痛生肌散，黄柏官粉（火煅）各一钱，连茶乳没五分等，研末掺患免忧煎。（六味）

白龙香油称四两，煎入官粉二两研，次入黄蜡化一两，纸拖葱洗后贴痊。（三味）

瘰疬

○瘰疬生颈项，虚劳气郁致。补虚开郁结，日久渐消去。

益气养荣芎归芍，生地参芪白术到，柴桔香附地骨皮，贝母陈皮甘草佐。（十四味）

抑气内消芎归芍，芷半青陈羌独活，芩桔参术木香附，槟苏乌沉甘防朴。（二十二味。到剂，水煎服，或为末酒糊丸，每服七十丸，酒下亦可）

内消朱竭各一钱，斑蝥去翅三分研，空心一分烧酒下，未破已破立消然。（三味）

神妙散医老鼠疮，赤豆僵蚕瓜蒂良，斑蝥去翅麻雀粪，等份为末二钱量，五更无根水调下，小便出色见病详。（五味）

乌龙瘰疬溃烂，木鳖子烧存性，柏叶血余烧灰，牌垢纸灰已定飞面各秤一钱，好醋调膏涂病。（六味。牌垢即旧锅牌上垢腻是也）

灸痈疽，以蒜片贴着痈疽上，灸七壮一易蒜，多灸取效。

马刀疮

○马刀结核，项侧有疮，坚而不溃，皆属少阳。

柴胡通经当归尾，黄连黄芩牛蒡子，三棱桔梗与连翘，甘草红花为佐使。（十味）

疔疮

○疔疮名有十三种，皆是风邪热毒攻 [1]，突出痛痒不可当，毒攻命在须臾际。

老军散治恶疔疮，半生半煨川大黄，甘草节末等份用，二钱酒下即安康。

拔毒汤中知贝母，白及半夏皂角刺，乳香山甲金银花，天花等份用酒煮。（九味）

追疔夺命紫河车，蚕蝉辛芍金银花，泽兰风连羌独活，独莲甘节青皮佳。（十四味）

类圣散中川草乌，白芷苍术细辛咀，薄荷防风甘草等，为末鸡清调和涂。（八味）

人患疔疮者，白矾溶化丸，朱砂为衣用，嚼葱熟酒吞。一宜乌柏叶，捣汁顿服全。一宜好生酒，芭蕉根浓研。一宜白蚯蚓，擂酒吃安然。一宜菊花叶，捣烂敷毒边。

灸法

治疔疮。

以大蒜烂捣成膏，涂疮四围，留疮顶，以艾炷灸之，以爆为度。如不爆，稍难愈，宜多灸百余壮，无不愈者。

便毒

○便毒属厥阴，两腿合缝间，肿痛发寒热，祛毒是仙丹。

---

① 攻：《古林本立堂刻本》作"致"。

祛毒散中金银花，归尾赤芍僵蚕佳，硝黄山甲天花粉，白芷木鳖其堪夸。（十味）

通真散用甘草节，大黄黑牵牛木鳖，僵蚕山甲当归尾，酒煎空服泻脓血。（七味）

感寒失于解表，流成便毒痈疽，往来寒热甚艰危，独活生黄归尾；要真金银花穗，大黄酒蒸甚奇，穿山甲要炒成珠，利下脓血便愈。

便毒初作者，三钱生大黄，柏矾一钱末，酒调一服良。

便毒鱼口疮，古铜钱一个，一个胡桃肉，空心一同嚼。（三早三次痊愈）

人患鱼口疮，白芷并大黄，水煎露一宿，空心温服良。

人患鱼口疮，皮胶一两切，山甲炒三枚，好酒煎服热。

人患鱼口疮，蛤膜剥去皮，生葱同捣烂，敷上即消除。

人患鱼口疮，五倍百草霜，研末调醋贴，一日即平康。

下疳

〇阴头若肿痛，生疮名下疳，皆是风热毒，乃属厥阴肝。

消疳败毒散防风，知柏荆翘苍木通，芩连芍药龙胆草，柴胡独活草相同。（十四味）

泻肝汤用生地连，归尾赤芍草车前，黄柏知母龙胆草，泽泻防风同水煎。（十一味）

珍珠散内用枯矾，官粉（煅过）雄黄黄柏研，等份泔洗掺患处，立时可以见欢颜。（五味）

下疳疮用官粉煅，加些冰片同研散，甘草水洗后搽些，刻时奏效真可断。（二味）

洗疳楝子与黄连，花椒艾叶并葱根，瓦松煎汤青布碾，频频洗后自安痊。（六味）

凡人下疳疮，频洗甘草汤。一宜黄柏水，熏洗自清凉。一宜天灵盖，煅末掺其伤。一宜轻粉末，搽上即安康。一宜川黄柏，猪胆炙之良，轻粉入钱许，香油调敷强。疳疮尚未已，便毒复生芒，白矾半生煅，酒调服尽量，饮之即发汗，汗后免其殃。

杨梅疮

○杨梅天泡，风湿热毒，先发后攻，慎勿欲速。

三黄败毒芍归芎，生地芩连羌防风，升葛连翘甘草入，黄柏蝉蜕金银同。（十五味）

防风通圣散（方见中风，治杨梅疮初起，宜多服此方，以免后患）

二十四味风流饮，荆防翘芷芍芎归，芩连栀柏瓜通草，皂刺蚕蝉白蒺藜，地骨五加白鲜佐，苦参薏苡金银齐。

消风败毒金银花，全蝎白附子天麻，僵蚕白芷赤芍药，杨梅疮毒服之佳。（十一味）

神仙土茯用四两，桔梗防风各十钱，乳香没药五分等，五碗水煎一日吞。（五味，作一剂，水五碗，煎至三碗，一日服尽，至五剂痊愈）

雄黄败毒用朱砂，儿茶轻粉一钱赊，一两苦参饭丸药，米汤送下十双佳。（五味，一日服二次，口噙绿豆汤）

香鳔汤医筋骨痛，麻黄乌药细茶椒，槐子乳香茜根草，鱼鳔将麻同炒焦。（八味）

○人患杨梅天泡疮，致令溃毒到膏肓，筋骨疼痛时难忍，肉烂皮穿臭莫当，玉茎溃烂阴囊脱，鼻破喉穿性命亡，浑身疙瘩形如李，手足皱粗裂似姜，或生赤白癜风症，或生鹅掌风癣疡，或生臁疮顽恶毒，或生瘰疬痔穿肛，诸般怪异难形状，五宝仙丹是秘方。

五宝丹治杨梅毒，钟乳三分真可恕，琥珀冰片各半分，朱砂透明二分住[①]，白净珍珠二厘半，研末每服五厘足，另入炒面二分半，共是三分作一服，一料分作十二帖，每日清晨服一度，土苓一件用水煎，十二碗日服尽数，一料可服十二日，戒房切忌鸡鹅肉。（五味）

杨梅大泡后，疤痕紫黑红，大黄白矾末，一擦去无踪。

臁疮

○臁疮肿痛，风热湿毒，清热除湿，自然可逐。

荆防败毒散（方见痈疽）

三香乳香用二钱，松香三钱一处研，为末油调用箬叶，刺孔摊药贴患边。（三味）

黄白用黄柏，一两研细末，轻粉入三钱，猪胆调和刷。

血风疮

追风解毒四味先，荆防羌独威灵仙，连翘金银归芍草，蒺藜僵蚕蝎要全。（十七味）

一抹光（方见疥疮，治血风疮效）

---

① 住：《古林本立堂刻本》作"佳"。

疥疮

○五疥五脏毒，干湿虫砂脓，祛风除湿热，内外两收功。

仙子散用威灵仙，首乌荆芥与苦参，蔓荆五味为细末，二钱调酒日三吞。

诸般疥癞风癣疮，一钱人言一两黄，化开为末葱油炒，拌药绢包擦最良。（硫黄是也）

一抹光炒蛇床子，大风为末各五钱，水银二钱矾银一，柏油调搽立可痊。

洗疥汤中马鞭草，荆芥防风苦参捣，白矾花椒野菊花，水煎频洗立时好。

熏疥药中核桃壳，艾叶雄黄加减着，人言少许纸卷筒，烧烟熏疥如手摸。（四味）

千古流传一扫光，一两枯矾七钱黄，五倍花椒共一两，人言二分为末良，鸡子香油煎去子，将油调药擦其疮。

癣疮

○疥癣风燥，毒克皮肤，浮浅为疥，深以癣呼，疥多挟热，癣挟湿殊。

浮萍散芎归，赤芍荆芥随，麻黄甘草等，葱豉汗出奇。（七味）

顽癣斑蝥去足翅，淮枣煮熟去核皮，捣烂和药贴患处，酒渣鼻病亦能医。（二味）

风癣疥癞疮受苦，桃杏椿槐榆楝楮，七味将来共煮汤，洗了如同风送雨。

玉脂膏治杨梅癣，黄蜡香油牛柏油，各秤一两慢火化，二钱官粉入里头，钱半银朱五分麝，同入搅匀瓷器收，患处火烤后擦药，久年顽毒一时瘥。

癜风

○白癜紫癜一般风，附子硫黄最有功，姜汁调匀茄蒂擦，但患痒处并无踪。

○癜风与汗斑，陀僧用细研，隔年酽醋和，一擦如旧颜。

追风丹用何首乌，苦参荆芥苍术殊，皂角熬膏糊丸药，茶下空心五十余。（五味）

祛风神效丸，一斤好苦参，首乌半斤重，菟丝四两全，苁蓉枸杞子，蒺藜二两先，胡麻蔓荆膝，苍茸^①蛇床兼，苍术金樱子，各秤一两研，五钱甘草末，面丸温酒吞。（十五味）

诸疮

○一切恶毒疮，肿痛不可当，初起宜败毒，日久托里良。

千金消毒散连翘，黄芩赤芍大黄硝，归尾金银皂角刺，天花牡蛎不须饶。（十味）

洪宝三两天花粉，赤芍白芷二两赊，郁金一两共为末，或茶或酒可调搽。（四味）

三白散医疮肿毒，白及白蔹二两足，枯矾五钱入水中，绵

---

① 茸：《古林本立堂刻本》作"甘"。

纸蘸水频搭处，搭后将药敷其中，消毒止痛如神速。

○诸疮恶毒，风毒疗疮，无名肿毒，百无一伤。

神仙排脓散大黄，六两酒浸晒干强，香白芷只用三两，沉木（香）乳香没药良，山甲炒各二钱半，各研细末合和藏，每用三钱酒调服，脓从大便出神方。

杖疮

○杖后肿痛，瘀血不散，血气攻心，寒热慌乱。

凡人杖打后，瘀血要消除，内饮童便酒，外热豆腐铺。一宜凤仙花，根叶捣烂涂。一宜白萝卜，捣烂罨之乎。一宜大黄末，童子便调敷。一宜豆粉炒，鸡子清调敷。临时择便用，方知功效殊。

退血止痛归芍地，芩连栀柏防荆穗，薄翘枳桔知石膏，羌芷大黄车草是。（二十味）

杖打肿痛血攻心，苏木红花归尾寻，大黄煎须童便酒，管教服下立安宁。（四味）

○杖后溃烂，久而不愈，补气生血，肌肉渐起。

补气生血用参苓，当归白术地黄并，白芍陈皮香附子，桔梗贝母甘草行。（十一味）

杖打肿痛昏欲死，白蜡一两生研起，乳香没药各三钱，金银箔各廿贴纸，为末温酒调二钱，服后勿药自有喜。

白龙神膏医杖疮，黄蜡二两慢火炀，续入黄香末二两，没药五分同乳香，香油顿温入三两，搅匀待冷入水缸，三日拔去火中毒，油纸摊药贴其伤。

折伤

〇跌仆折伤，瘀血凝聚，心腹胀闷，散瘀消滞。

通导散内大黄硝，枳壳厚朴当归头，陈皮木通甘草入，红花苏木解人愁。（十味）

防风通圣散（方见中风，治打仆伤损，肢节疼痛，腹中恶血不下，倍大黄、当归，煎熟，调入乳香、没药末各二钱在内，服之）

活血止痛乳没药，芎芷生地归亦芍，牡丹甘草研为末，三钱酒便送下着。（九味）

麦斗土鳖焙一个，巴豆一个去油壳，半夏一个须生用，乳没各用半分收，白铜些须大醋淬，为末一厘黄酒投，止痛续筋神接骨，立时奏效免人忧。（六味）

谷神接骨丹，儿茶乳没药，蚕壳烧等份，每服二钱末，下血烧酒调，接骨黄酒嗑。

跌打伤损筋骨，嫩鸡捣烂敷搭，外用杉木夹之，次日再易良法。

打伤瘀血流注，紫黑或伤眼目，大黄姜汁调和，一夜一次涂敷。

金疮

〇金疮血成 ① 虚细活，急疾大数必危身。

---

① 成：《古林本立堂刻本》作"盛"。

金疮散用白银末，血竭发灰人指甲（焙存性），珍珠（烧存性）等份为末掺，止血住痛口即合。

军中一捻金，矿石灰要炒，韭菜捣阴干，掺之患处妙。

神仙刀箭药，白及五钱末，矿石灰不拘，乳竭少许着，研末入牛胆，窨干候伤割，少许掺患处，百中无一错。

破伤风

○破伤风邪，初尚在表，寒热拘急，发散当早。

羌活防风汤，川芎白芍当，地榆并藁本，细辛甘草良。（八味）

○破伤风邪，传入于里，舌强口噤，筋惕搐搦，胸腹满闷，便溺闭赤，急宜疏导，诸风可愈。

大川芎黄汤，黄芩并大黄，更有羌活等，四味共煎汤。

○破伤风症，不省人事，角弓反张，祛风可已。

追风散内用荆防，僵蚕白芷与麻黄，当归茯苓薄荷叶，天麻甘草共煎汤。（十味）

一字散（治破伤风、一切诸风）

雄黄南星半夏，川乌草乌朱砂，更加一味白天麻，七味等份无差，每服一钱好酒下，此药千金无价。

灸法

治破伤风至死，牙关紧急，不省人事，及风犬咬伤神效。

用胡桃壳半个，填稠人粪满，仍用槐白皮衬叩伤处，用艾灸之。若遍身汗出，其人大困则愈。远年者，将伤处灸之亦愈。

虫兽伤

癫狗咬伤用斑蝥，七个去翅末酒调，七服之后似狗状，永不再发毒潜消。（后用益元散一两，煎服解之。忌猪、鸡、鱼、酒百日，犬肉终身忌之）

凡人被狗咬，杏仁与甘草，口嚼搭伤处，疼痛即便好。一宜白银杏，捣烂涂患处。一宜蓖麻子，井水研膏敷。

蛇咬痛肿，白芷为末，麦门汤调，服之即活。

毒蛇所伤昏欲死，雄黄五钱五灵脂，一两为末每二钱，好酒调服如手取。

蝎螫疼痛神妙丸，雄胆半夏与胆矾，等份为末麝少许，猫儿眼草汁和丸，口嗒患处须令净，用药揩擦立欢然。（端午日制，忌妇人、鸡、犬见之）

人遭蝎螫最难堪，不问雌雄总一般，半夏白矾为细末，醋调涂敷即痊安。

虱咬藜芦马鞭草，桔梗百部一处捣，滚水滤汁浆衣裳，一生不吃虱子咬。

汤火疮

○火烧汤烫，勿用冷物，热气得冷，烂入筋骨。

保生救苦散大黄，黄柏寒水石为良，等份为末油搽上，火烧汤烫立安康。

汤烫火烧伤，大黄研末良，蜜水调搽上，止痛是仙方。

火烧汤烫厄，鸡清磨京墨，涂上湿纸盖，其痛立可得。

汤火所伤，榆皮一两，黄丹二钱，水调敷上。

中毒

〇中毒洪大生，微细必死亡，香油解百毒，多灌亦无伤。

百毒所中，绿豆甘草，水煎服之，一解即好。

凡人中砒毒，黄连水熬膏，黑牛胆均入，蜜水化服好。

神解砒毒方，豆豉要西江，蚯蚓各一两，研末水煎尝。

巴豆黄连解，半夏用生姜，藜芦葱煮汁，桐油柿饼尝，杏仁捣烂汁，花椒新水凉，鳝鳖虾豆豉，螃蟹紫苏汤，斑蝥黑豆汁，六畜犀角良，鸦片砂糖醋，信毒黑铅降，水粉伏龙末，为衣百草霜，淋秆灰水下，解毒有仙方。

凡误吞水蛭，田泥用水吞，或食蜜亦可，即化为水涎。

骨鲠

诸骨鲠咽喉，把狗到吊涎，将来频咽下，骨化为水泉。

诸骨鲠喉，金凤花子，为末醋调，咽莫犯齿。

诸骨鲠喉，玉簪花根，捣汁咽下，勿犯牙龈。

鱼骨入喉，缩砂甘草，等份为末，绵裹口咬，旋旋咽津，痰出为妙。

鸡鱼骨鲠，只吃橄榄，或核烧灰，水调可唉。

附方

通治

〇尹蓬头祖师，秘传混元丹。

专治男妇小儿，诸虚百损，五劳七伤，小儿百病。

紫河车焙干，二钱　白梅花三钱　甘松四钱　辰砂甘草一两，水煮过半日，一两研细为衣　粉草一两　滑石六两　牡丹皮二两，煎水，去皮，用汁煮干为度　莪术三钱，火煨过　缩砂三钱，去皮　益智仁去壳，六钱　人参一钱　木香一钱　黄芪一钱　山药姜汁炒，二钱半　香附一两，蜜水浸透，炒　桔梗一钱　白茯苓去皮，二钱半　白茯神去皮，末，二钱半　远志甘草水泡，去心，一钱半　麝香三分　牛黄三分　天竺黄一钱　金箔三帖

上共为细末，炼蜜为丸，如龙眼大。量人大小，加减丸数用之。

中风痰厥，不省人事，姜汤研下。

伤寒夹惊、发热，葱、姜汤研下。宜发汗。

停食呕吐，大便酸臭、腹胀，姜汤下。

霍乱，紫苏、木瓜汤下。

赤白痢，里急后重，陈仓米汤下。

小便不通，车前子汤下。

夜出盗汗，浮小麦汤下。

发热，金钱薄荷汤下。

痘疹不出，升麻汤下。

中暑烦渴，灯心汤下。

喘急咳嗽，麻黄、杏仁汤下。

积聚腹痛，姜汤下。

虫痛，苦楝根皮汤下。

肚腹绞痛，吴萸汤下。

夜啼，焦炒灯心汤下。

慢惊慢脾，钩藤汤下。

急惊搐搦，薄荷汤下。

诸病后无精神，少气力，不思饮食，姜、枣汤下。

胎寒，手足冷，口气凉，腹痛肠鸣，姜、葱汤下。

面目四肢浮肿，面黄，茯苓皮、陈皮、桑白皮、大腹皮、生姜皮汤下。

疟疾，槐、柳枝各五寸，姜三片，煎热，露一宿，五更温酒送下。

疳热，身瘦肚大，手足细，大便或闭或泄，小水如泔，陈仓米汤下。

一方，无天竺黄、白梅花、紫河车亦效。若加此三味，尤效。

○敕封通微显化真人万亿丸（即赤脚张三峰神仙所授，不可泛视，珍之）

神效仙方万亿丸，赤脚真人亲口传，为用朱砂及巴豆，不去巴油各五钱，酒煎五钱寒食面，丸如黍米用茶吞，或令一三五丸服，管教万病立时痊。（端午日制）

感冒风寒，姜、葱汤下。

内伤饮食，茶清送下。

心胃刺痛，艾醋汤下。

肚腹疼痛，淡姜汤下。

霍乱吐泻，热姜汤下。

赤痢疼痛，茶清送下。

白痢后重，姜汤送下。

赤白痢疾，姜、茶汤下。

疟疾寒热，姜汤送下。

心膨气胀，姜汤送下。

伏暑伤热，冷水送下。

诸虫作疼，楝根汤下。

积聚发热，茶清送下。

大便闭结，茶清送下。

小便不通，灯心汤下。

咳嗽痰喘，姜汤送下。

急慢惊风，薄荷汤下。

清明前一日为寒食，用白面酒和一块，包白面于内蒸之，收起，至端午合药，取开，将面酒打糊听用。

○神应救苦苍芎芍，青皮生地黄枳壳，川草乌炮各五钱，五灵二两同研却，酒糊弹大每一丸，细嚼酒下汗出乐。

头风肿痛，心腹刺痛，脚膝肿痛，疝气肿痛，手肩背痛，遍身骨痛，破伤风痛，棒疮疼痛，痈疽疮痛，诸般肿痛。

上作小丸，酒送下亦可。如不饮酒，白滚水亦可。

一粒金丹哑芙蓉，饭丸梧大饮难同，每服不过二三粒，回生起死有神功。

痢疾噤口，白术汤下。

疟疾，桃、柳枝汤送下。

咳嗽，生姜汤送下。

劳咳，款冬花汤下。

心腹热痛，山栀子汤送下。

一切气痛，木香磨酒下。

腰痛，木瓜汤送下。

雷头风，薄荷汤下。

晕头风，防风汤下。

阴毒伤寒，炒黑豆淋酒下。

上数症，乃经验过者，故录之。

○奇效牛黄散，黑丑与将军，等份研细末，对症效如神。

咽喉肿痛，蜜调茶下。

口疮舌烂，蜜调茶下。

牙风肿痛，蜜调茶下。

痈疽肿痛，蜜调茶下。

吐血衄血，童便调下。

小便血，大便血，童便调下。

痔疮脓血，童便下。

大便闭，小便闭，俱冷茶下。

下痢脓血，茶下。

下淋涩痛，茶下。

伤寒便闭，发狂谵语，茶下。

妇人血晕，风气迷闷，不省人事，童便下。

小儿马脾风，喘嗽壅塞，眼吊反张，一切惊风，痰热，薄荷汤下。

小儿痘疹余毒，或痛或肿，冷蜜水下。

上，宜看病加减，大人二钱或三钱，小儿三分或五分，病愈住服。

○神秘雄黄解毒丸，郁金二味共五钱，巴豆去油廿四粒，醋糊为丸用茶吞。

中风卒然倒仆，牙关紧急，不省人事，以刀尺或铁匕斡开口，灌下。

咽喉肿闭，缠喉风，卒死而心头犹热，以热茶调灌立苏。

上膈壅热，痰涎不利，热茶清下。

一应热毒肿痛，茶清下。

伤食停积，痞闷胀痛，茶清下。

气郁满闷，茶清下。

食疟寒热，茶清下。

瘰疬，加斑蝥七个，去翅足，糯米炒，去米，临卧冷茶下。

小儿急慢惊风，痰涎上壅，加腻粉五分。

上方用醋煮，面糊丸，如绿豆大。每服七丸，热茶送下，吐出顽涎立苏。未吐再服，神效。

杂方

神仙延寿酒

生精血，暖丹田，助元阳，扶脾胃，乌须发，牢牙齿，聪耳明目，强力壮筋，益寿延年，扶衰生子。

天门冬水泡，去心，一两　破故纸一两　肉苁蓉酒浸，去鳞，一两　牛膝去芦，一两　杜仲去皮麸炒，一两　川椒去目，一两　粉草一两　大附子水浸，去皮脐，五钱

以上八味为末，入曲内，同和糜。

淫羊藿一斤，米泔水洗净，晒干，同羯羊脂一斤拌炒黑色　头红花一斤，捣烂，晒干　当归四两　白芍药一两，煨　生地黄二两　熟地黄二两　白茯苓去皮，四两　苍术米泔浸，炒，四两　甘菊花去梗，一两半　五加皮四两　地骨皮四两

以上十二味，剉咀片，绢袋盛贮，铺缸底。

缩砂仁五钱　白豆蔻去壳，五钱　木香五钱　丁香五钱

以上四味，后用煮酒，为末用。

上药二十四味共五斤四两，用糯米二官斗淘净，浸一日夜，又淘一次，蒸作糜，取出候冷，用细曲末四斤，同天门冬等份，八味和匀，却将淫羊藿等十二味贮于粗绢袋，置缸底，将前糜拍实于其上，然后投上品烧酒四十斤，封固一七日，榨出澄清，方入坛内，加砂仁等四味封固，重汤煮三炷香，埋土中三日以出火毒。每日量饮数杯，一七日百窍通畅，浑身壮热，丹田微痒，痿阳立兴。切忌醉酒饱食行房。只待气血和平，缓行无事，久久纯熟，自然身轻力健，百病不生。若男女共服，两精和合，一度成胎，功效多端，未可悉举，珍之重之。

邵真人追风换骨丹

治中风不语，左瘫右痪，脚手不能屈伸，浑身麻木肿痛，口眼喎[1]斜，语言謇涩，手足顽麻。每遇春夏发动，脚踝频痛，筋脉紧急，行步少力。下注膀胱，上攻头目肿痛，夹脑风症，偏正头风，神思昏沉，二便或闭或涩，眉发脱落，风癞肿毒，血风，破伤风，一切诸风，并皆治之。

人参去芦，一两　白术去芦，一两　白茯苓去皮，一两　当归一两　白芍一两　川芎一两半　防风去芦，两半　白芷一两　天麻一两　川乌一两，炮去皮　柴胡一两　薄荷一两半　牛膝去芦，酒洗，一两　两头尖一两　甘草炙，一两半　木香五钱　乳香五钱　没药五钱　虎胫骨酥炙，一两　真白花蛇一条，为末

上为末，用麻黄二十斤，草乌四两剉碎，盛于桶内，用水

---

① 喎：原脱，据《古林本立堂刻本》卷四补。

浸，春二、夏一、秋二、冬五昼夜，分作四份，用大锅四个，各煮数十沸，滤去，将渣于石臼内捣烂。另用清水搅匀，仍分作四锅煮数沸，去渣不用，却将二次所煎药汁总作四锅，文武火熬至一半，并作二锅，渐熬，并至一锅再熬至四五碗，然后将白花蛇末下于锅内，慢火熬至一二碗，倾在瓷器内，候冷下前十九味药末，搜和成剂。每服一丸，大样二钱重，中样一钱半，小样一钱，量病轻重加减。研烂，用好酒一大盅，连须葱白七根，同煎数沸调药，热服，令病人暖处，被盖卧，出汗，调理旬日，不可见风，忌动风之物，其病即愈。修合药时，择良日净室，毋令妇人、鸡犬见之。

养心益肾百补丹

补益元气，培填虚损，真精内之，以致胃气怯弱，下焦虚惫，及梦泄自汗，头眩眼黑，耳鸣，四肢无力，补养之圣药也。其功不能尽述。

怀生地黄八两，酒洗，蒸如泥，合石器内捣之　甘枸杞子四两，酒洗　山茱萸酒蒸，去核，取肉四两　怀山药四两　白茯苓去皮，三两，乳汁浸蒸　牡丹皮三两　柏子仁三两，微炒　覆盆子二两　辽五味子二两　菟丝子水洗净，酒蒸，捣烂成饼，焙干，三两　泽泻二两

上为细末，用蜜八两，入斑龙胶内先炼，次入浮小麦粉四两，芡实粉四两，水调，亦入胶蜜同炼熟，和诸药，杵千余下，丸如梧子大。每日早晨空心服百丸，淡盐汤送下。

制斑龙胶法

此胶能生精养血，益气和胃，顺畅三焦，培填五脏，补心肾，美颜色，却病延年，乃虚损中之圣药也。

鹿角连脑盖骨者佳，自解者不用。去盖，至生净五十两，截作三寸段，新汲泉井水浸洗，去垢，吹去角内血腥，秽水尽，

同人参五两，天门冬去心、皮五两，麦门冬去心五两，甘枸杞子去蒂八两，川牛膝去芦五两。五品药，以角入净坛内，注水至坛肩，用箬壳油纸封固坛口，大锅内注水，木甑蒸之，文武火蜜煮三昼夜足时，常加入沸汤于锅内，以补干耗，取出，滤去渣，将汁复入砂锅内，熬成胶听用。和药末，其角去外粗皮，净者为末，为鹿角霜也，亦有可用处。

阴炼秋石法

每童子小便二桶，用净水一桶，牙皂一个煎汤，同投入大缸中，以竹棍搅打千余匝，待澄清了，轻轻倒掣去清水，留下白脚，又复用清水如前法九遍。澄下者，乃秋石也。用细绢滤过，置一灰钵，捺一凹，放灰上，铺白绵纸三层，将滤出秋石，倾在纸上，待阴干，日晒以太阳，夜露以太阴，以受日精月华也。收置谨密。合药时，以少壮妇人乳汁和之，入鹿胶内。夫斑龙秋石，系仙家筑基之丹，非特去病而已也，敬之慎之。亦可清晨空腹，隆冬醴酒调服二三匙，合斑龙胶大补。

歌曰：尾闾不禁沧海竭，九转灵丹都慢说，惟有斑龙顶上珠，能补玉堂关下血。

眼药

拨云膏

治眼目肿痛，风热痒烂，翳障昏蒙。

制熟炉甘石浓煎黄连汁，汤研而飞过，三钱　上等黄丹水飞九次，烘干，三钱　乳香三分　没药三分，铜器内炒，去油，研　硼砂五分　海螵蛸滚汤煮淡，去外皮，三分　冰片五分　麝香五分　胆矾一分上研极细，口内试嚼嚃，以无砂为妙，用好蜂蜜沸汤中阴炼，滴水成珠，入药和匀，瓷器盛之，不时点之，殊效。

膏药

赵府秘传万病无忧膏

治风寒湿气所伤，跌仆门①挫伤。凡一切疼痛，皆贴患处。心腹痛，俱贴患处。哮吼喘嗽，贴背心。泻痢，贴脐上。头疼眼痛，贴太阳穴。及治一切无名肿毒，痈疽发背，疔疮疖毒，流注湿毒，臁疮初觉痛痒，便贴患处，即消。已成亦可止痛。箍脓，长肉生肌，百发百中，其功不能尽述。

川乌　草乌　大黄各六钱　当归　赤芍　白芷　连翘　白蔹　白及　乌药　官桂　木鳖子各八钱　槐枝　桃枝　柳枝　桑枝　枣枝各四钱

加苦参、皂角（各五钱）。

上剉散，用真香油二斤浸药一宿，用火熬药焦色，以生绢滤去渣不用，将油再熬一滚，入飞过黄丹十二两，炒过陆续下，槐柳棍搅不住手，滴水成珠为度。离火，次入乳香、没药末各四钱，搅匀收贮，退火毒听用。一方加苏合香二钱，尤妙。

万应紫金丹

治跌仆伤损，手足肩背并寒湿脚气风毒，痛不可忍。

沥青二斤半　灵仙　蓖麻子十二，去油　木鳖子二十八个，去壳，研　乳香一两，笋箬炙，为末　没药一两，为末　黄蜡二两

生姜二斤，捣汁一碗，生葱捣汁一碗；麻油夏二两，春、

---

① 门：疑为"斗"之误。

秋三两，冬四两，先同灵仙熬，去渣，滴水成珠为度。

上将沥青研末，同二汁下锅熬化，看二汁尽时，却起锅，将柳条不住手搅，却入前灵仙油同熬，再下木鳖子、蓖麻子捣勾入内搅匀，又下乳、没、黄蜡再搅，即成膏矣。每用好厚绢纸摊贴，先将姜擦患处，后贴上，即用烘热鞋底熨之。泻痢、贴丹田；咳嗽、吐血，贴背心上；风损，贴患处。

题医师龚云林先生集成一首

道得轩岐秘，心同天地仁。回春苏万病，神毂迈群伦。医鉴追前哲，仙方启后人。恩光满天下，共乐太平春。

赐进士第亚中大夫曲束辽海参政永平王大用书

云林神毂卷之四终